Gerhard Leibold

Risiko Bluthochdruck

Ursachen, Vorbeugung, erfolgreiche Naturheilverfahren

Dr. Werner Jopp Verlag
Wiesbaden

Zeichnungen mit freundlicher Genehmigug der Deutschen Liga zur Bekämpfung des hohen Blutdruckes gem. e.V., Deutsche Hypertonie Liga, Heidelberg, aus *Bluthochdruck und kardiovaskuläre Risikofaktoren – Ein Leitfaden für Arzt- und Patientenseminare.*

6. Auflage, 1999

Die Deutsche Bibliothek – CIP-Einheitsaufnahme

Leibold, Gerhard:
Risiko Bluthochdruck / Gerhard Leibold. – Wiesbaden : Jopp, 1998
ISBN 3-89698-106-4

Umschlaggestaltung: Kreativ Design Gerd Aumann, Wiesbaden
Druck und Bindearbeiten; Druckerei Fritz Steinmeier, Nördlingen
Printed in Germany

ISBN 3-89698-106-4

Inhaltsverzeichnis

Vorwort 9

Wie entsteht der Blutdruck? 11
Die Kraft des Herzmuskels 11
Funktionen der Blutgefäße 13
Die Regulation des Blutdrucks 14
Biorhythmische Druckschwankungen 16
Durchschnittliche Blutdruckwerte 17

Die Ursachen des Bluthochdrucks 19
Fehler des Verhaltens. 19
  Kochsalzmißbrauch – ein Hauptrisiko 19
  Das Gefäßgift Nikotin 21
  Negative Streßfaktoren 22
  Seelisch-nervöse Regulationsstörungen 23
Körperliche Krankheiten 25
  Arterienverkalkung 25
  Nierenschäden 26
  Herzkrankheiten 27
  Hormonstörungen 28
  Hirnerkrankungen 30
  Infektionskrankheiten 31
Kadmium und andere Giftstoffe 32
Der Einfluß ungünstiger Erbanlagen 33

Symptome und Verlauf des hohen Blutdrucks 35
Warnzeichen des Bluthochdrucks 35
Frühdiagnose durch regelmäßige Blutdruckkontrollen 37
  So funktioniert die Blutdruckmessung 37
  Anleitung zur Selbstkontrolle 39

Beurteilung der Blutdruckwerte ... 41
Systolischer Druck ... 42
Diastolischer Druck ... 43
Blutdruckamplitude ... 44
Formen des Bluthochdrucks ... 45
Essentielle Hypertonie ... 45
Renale Hypertonie ... 46
Pulmonale Hypertonie ... 47
Pfortaderhochdruck ... 48
Folgekrankheiten der Hypertonie ... 49
Schädigung der Blutgefäße ... 50
Nierenschäden ... 53
Herzinfarkt ... 54
Schlaganfall ... 55

Erfolgreiche Vorbeugung und Therapie des Bluthochdrucks ... 57
Gesunde Ernährung und Lebensweise ... 58
Vollwertige salzarme Kost ... 58
Kochsalz und andere Gewürze ... 59
Eiweißversorgung ... 61
Fettversorgung ... 63
Kohlenhydratversorgung ... 65
Getränke ... 66
Bewährte Diätkuren ... 69
Apfel-Reis-Tage ... 69
Andere entwässernde Kuren ... 70
Reduktionsdiät bei Übergewicht ... 72
Ausreichend Bewegung ... 74
Gymnastik ... 75
Atemübungen ... 78
Sport ... 79
Abbau von schädlichem Streß ... 82
Vermeiden von unnötigem Streß ... 82
Kontrolle übersteigerter Streßreaktionen ... 84
Erhöhung der Widerstandskraft gegen Streß ... 84
Erholung und guter Schlaf ... 85
Entwöhnung vom Nikotin ... 88
Heilmittel der Biomedizin ... 90
Heilpflanzen ... 91
Wasseranwendungen ... 95
Armbad ... 96

Armguß ... 97
Wechselfußbad ... 98
Lendenwickel ... 98
Homöopathische Medikamente ... 99
Blutentziehende Maßnahmen ... 103
Aderlaß ... 103
Schröpfen ... 104
Reizkörpertherapie ... 104
Baunscheidtismus ... 105
Eigenbluttherapie ... 106
Reflexzonenmassage ... 106
Akupunktur – Akupressur ... 108
Chemische Arzneimittel ... 110
Betablocker ... 110
Entwässernde Medikamente ... 112
Andere Arzneimittel ... 112
Psychotherapeutische Maßnahmen ... 113
Autogenes Training ... 114
Selbsthypnose ... 116
Yoga und andere Entspannungsmethoden ... 117
Körperpsychotherapie ... 118
Andere Formen der Psychotherapie ... 119

Register ... 121

Vorwort

Der Bluthochdruck (Hypertonie) gehört zu den häufigsten Zivilisationskrankheiten und gilt als einer der wichtigsten Risikofaktoren einiger ernster Herz-Gefäß-Krankheiten, wie Arterienverkalkung, Herzinfarkt und Schlaganfall. In den westlichen Industrienationen leider ungefähr jeder 5. über 40 Jahren darunter. Bei rund 60 % liegt ein Herzschaden vor, der durch den zu hohen Blutdruck verursacht wurde.
Über die Hälfte der Betroffenen ahnt überhaupt nichts von der Krankheit. Zu hoher Blutdruck verläuft nämlich lange Zeit symptomarm oder nur mit unklaren mäßigen Beschwerden, die oft auf die leichte Schulter genommen werden. Wenn man den Hochdruck dann endlich bei einer Routineuntersuchung oder wegen zunehmender Beschwerden entdeckt, hat er oft schon Herz- und Gefäßschäden hinterlassen, die man zum Teil nicht mehr heilen kann.
Verhindern lassen sich solche bleibenden Folgen nur, wenn die Hypertonie so früh wie möglich erkannt und gezielt behandelt wird – wenn nötig konsequent ein Leben lang. Das setzt regelmäßige Blutdruckkontrollen voraus. In jüngeren Jahren genügt es, den Druck einmal jährlich überprüfen zu lassen. Später empfiehlt es sich, ihn häufiger zu messen, um kein unnötiges Risiko einzugehen. Mittlerweile ist das mit einfach zu handhabenden Meßgeräten auch medizinischen Laien möglich und wird in diesem Buch ausführlich beschrieben.
Die Therapie des Bluthochdrucks erweist sich oft als schwierig und langwierig. Zwar kann er meist durch chemische Arzneimittel rasch unterdrückt werden, aber dabei treten häufig erhebliche Nebenwirkungen auf. Naturheilmittel wirken nicht so schnell, dafür aber ohne unerwünschte Begleiterscheinungen. Vor allem unterdrücken sie nicht nur das Symptom Bluthochdruck, sondern richten sich auch gegen seine Ursachen. Deshalb sollten sie insbesondere zur Langzeitbehandlung vorgezogen werden. Auch zur Selbsthilfe in leichteren Fällen eignen sich die blutdruckregulierenden Naturheilmittel, über die später ausführlich berichtet wird, sehr gut.

Mit der Arzneimitteltherapie des hohen Blutdrucks ist es aber oft nicht getan. Da er häufig auch mit Fehlern der Ernährungs- und Lebensweise und seelisch-nervösen Einflüssen in Zusammenhang steht, muß der Patient selbst aktiv bei der Behandlung mitwirken, indem er alle Risiken konsequent ausschaltet. Das genügt im Einzelfall schon, um den Blutdruck dauerhaft zu normalisieren, unterstützt aber zumindest die anderen Behandlungsmethoden. Die Anleitung dazu steht im Mittelpunkt des vorliegenden Buchs. Mit solchen Maßnahmen sollte man schon beginnen, ehe überhaupt Bluthochdruck eintritt, um ihn mit einiger Sicherheit zu verhindern.

Wie entsteht der Blutdruck?

Hoher Druck in den Arterien

Flüssigkeit kann in einem Röhrensystem nur dann strömen, wenn sie unter genügend hohem Druck steht und zwischen Anfang und Ende der Röhre ein Druckgefälle herrscht. Das gilt auch für das Blut, das in den großen Arterien unter hohem Druck steht, der nach der Kreislaufperipherie hin durch den Reibungswiderstand der zunehmend enger werdenden kleinen Arterien ständig abfällt. Dieser Blutdruck kommt durch die Kraft des Herzmuskels sowie die Eng- und Weitstellung der Gefäße zustande.

Die Kraft des Herzmuskels

70–75 Herzschläge pro Minute

Puls

Das Herz schlägt im Durchschnitt 70- bis 75mal in der Minute. In Ruhe geht der Herzschlag zurück, bei körperlichen Anstrengungen, Aufregungen und anderen Belastungen erhöht er sich. Als *Puls* können die Pumpstöße des Herzens an oberflächlichen Arterien (vor allem am Hals und Handgelenk) getastet werden.

Systole

Wenn das Herz sich zusammenzieht (Systole), übt es Druck auf das Blut aus. Es wird dadurch in rhythmischen Stößen aus der linken Herzkammer in die Hauptschlagader (Aorta) gepreßt und gelangt von dort aus über Arterien, die zunehmend enger werden, bis zu

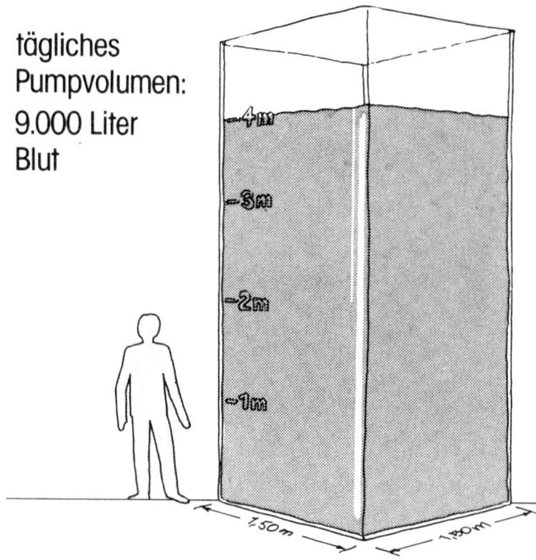

Riesenpumpe Herz

den Haargefäßen (Kapillaren), durch deren sehr dünne Wände der Sauerstoff in die Zellen übertritt, wo er für den Zellstoffwechsel benötigt wird. Von den Kapillaren gelangt das Blut dann durch die Venen, in denen der Blutdruck kaum noch nachwirkt, zurück zum rechten Herzen.

Diastole

Nach der Zusammenziehung des Herzmuskels folgt eine kurze Ruhepause (Diastole), in der das Herz erschlafft und keinen Druck mehr auf das Blut ausübt. Trotzdem kommt das Blut auch während der Diastole in den Gefäßen nicht zum Stillstand, dafür sorgt die Gefäßregulation selbst, auf die wir im nächsten Kapitel eingehen.

Blutdruckamplitude

Der Unterschied zwischen dem Druck in der Systole und dem in der Diastole wird als *Blutdruckamplitude* bezeichnet. Er kann diagnostisch ebenso bedeutsam wie die beiden Druckwerte sein.

Abhängigkeit des Blutdrucks

Der Druck, den das Herz auf die Blutsäule in den Arterien ausübt, hängt von der Kraft des Herzmuskels und der Herzschlagzahl ab. Wenn die Herzfrequenz durch Anstrengungen und andere Belastungen erhöht wird, steigt auch der Blutdruck. Ein untrainiertes, geschwächtes oder krankes Herz kann oft keinen ausreichenden Druck mehr durch die Kraft seiner Kontraktionen (Zusammenziehungen) aufbauen und versucht dann häufig, dies durch vermehrte Schlagzahl auszugleichen, damit der Körper ausreichend durchblutet wird.

Funktionen der Blutgefäße

Da sich der Herzmuskel rhythmisch zusammenzieht und erschlafft, müßte sich das Blut unter an- und abschwellendem Druck ruckartig in den Arterien bewegen, in der Diastole also zum Stillstand kommen. Tatsächlich strömt es zwar rhythmisch mit dem Herzschlag pulsierend, aber doch weitgehend kontinuierlich durch den Körper.

Elastizität der großen Arterien

Das erklärt sich aus der Elastizität vor allem der Hauptschlagader und der großen Arterien. Sie werden bei jeder Druckerhöhung während der Systole gedehnt und ziehen sich in der Diastole automatisch wieder zusammen, treiben also das Blut unter geringerem Druck unabhängig von der Herzkraft durch das

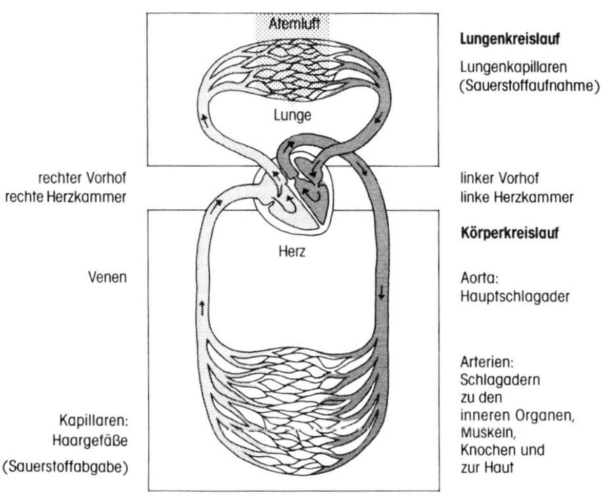

Herz und Blutkreislauf

Gefäßsystem. Da dieser Vorgang dem eines technischen Windkessels ähnelt, spricht man auch von einer „Windkesselfunktion" der Aorta und großen Arterien.

Die kleineren Arterien sind starrer

Während in den Wänden der großen Schlagadern die elastischen Fasern vorherrschen, werden die kleineren Arterien starrer. Dafür können sie sich durch die Steuerung der Gefäßnerven aber besser zusammenziehen oder erweitern, was zur Veränderung des Gefäßwiderstands und der Durchblutung führt. Somit werden die kleinsten Arterien zu den eigentlichen Widerstandsgefäßen des Blutstroms und bestimmen maßgeblich, wieviel Blut zu den einzelnen Organen und Geweben fließt.

Eigentliche Widerstandsgefäße des Blutstroms

Die Elastizität beeinflußt den Blutdruck

Die Elastizität (Eng- oder Weitstellung) der Arterien nimmt großen Einfluß auf den Blutdruck. Durch krankhaft verengte und verhärtete Arterien, die dem Blut erheblichen Widerstand entgegensetzen, muß es natürlich unter höherem Druck als durch eine elastische oder weitgestellte Arterie strömen.

Ursachen der Widerstände

Hauptsächlich entstehen solche Widerstände bei Arterienverkalkung oder seelisch-nervösen Gefäßverkrampfungen, während eine abnorme Erweiterung mit Blutdruckabfall zum Beispiel durch Versagen der Kreislaufregulation im Schock, bei Allergien oder Vergiftungen auftreten kann.

Die Regulation des Blutdrucks

Veränderung des Blutdrucks während des Tages

Der Druck des Bluts in den Arterien verändert sich im Lauf von 24 Stunden häufig. Am niedrigsten liegt er normalerweise nachts im Schlaf, die höchsten Werte erreicht er bei körperlichen und seelisch-nervösen Belastungen. Außerdem spielen noch innere Uhren eine Rolle, die wir im nächsten Kapitel bei den biorhythmischen Schwankungen kennenlernen werden.

Solche Veränderungen des Blutdrucks sind natürlich, weil er sich damit den wechselnden Bedürfnissen anpaßt. Auch wenn der Druck dabei einmal für kurze Zeit hohe Werte erreicht, ist das meist normal. Allerdings können erhebliche Schwankungen des Blutdrucks auch als Vorzeichen einer späteren dauernden Hypertonie auftreten; darunter leiden nicht wenige Patienten 5–20 Jahre lang, ehe sich der Blutdruck dann ständig erhöht.

Reguliert wird der Blutdruck entsprechend der wechselnden Anforderungen durch ein sehr feinfühliges Steuersystem. Feine Nervenenden in den Wänden der Aorta und Halsschlagadern registrieren ständig den Druck. Diese Nervenpunkte werden durch Veränderungen des Drucks und der Gefäßweite gereizt und leiten die damit verbundene Erregung zum Gehirn weiter. Hier befindet sich in einem Teil des Hirnstamms, der als *Rautenhirn* bezeichnet wird, das Kreislaufzentrum. Es bewirkt dann die notwendigen Gegenregulationen, um den Blutdruck zu normalisieren. Dazu wird die Anzahl der Herzschläge sowie die Eng- oder Weitstellung der Arterien beeinflußt, die Blutmenge und Blutströmung verändert.

Nervenenden registrieren den Blutdruck

Kreislaufzentrum im Gehirn

> Durch Muskeltätigkeit sinkt zunächst der Blutdruck ab; darauf reagiert das Kreislaufzentrum im Gehirn, indem es die Herzschlagzahl erhöht und die nicht an der Muskelarbeit beteiligten Gefäße verengt, so daß sich der Blutdruck wieder normalisiert.

Diese Regelvorgänge laufen automatisch ab und können durch Verstand oder Willen nicht beeinflußt werden, sie kommen uns auch überhaupt nicht zum Bewußtsein.

An der Steuerung sind verschiedene Systeme des Körpers beteiligt. Das vegetative Nervensystem stellt die Blutgefäße enger oder weiter und sorgt dafür, daß das Herz stärker oder schwächer arbeitet. Außerdem spielen verschiedene körpereigene Stoffe mit hormonartiger Wirkung dabei eine Rolle, wie Angiotensin (Hypertensin), das unter dem Einfluß des Nierenenzyms Renin aus einer inaktiven Vorstufe abgespalten und bei Minderdurchblutung der Niere vermehrt

Vegetatives Nervensystem

Angiotensin

gebildet wird, Kortison und DOCA aus der Nebennierenrinde, Adrenalin aus dem Nebennierenmark und Teilen des Sympathikusnervs, Acetylcholin und Histamin.

Störung der Blutdrucksteuerung

Die komplizierte Blutdrucksteuerung kann leicht gestört werden. Dann kommt es zum Anstieg des Drucks oder bei akutem Versagen der Regelmechanismen durch maximale Erweiterung der Blutgefäße zu starkem Blutdruckabfall bis auf Null, weil die Blutmenge nicht mehr ausreicht, um die weitgestellten Gefäße zu füllen.

Schock

Dieser Schock, der durch schwere Verletzungen, massive Blutungen, Verbrennungen, allergische Reaktionen oder auch nur durch einen heftigen Schreck entsteht, ist akut lebensbedrohlich und erfordert die sofortige Einspritzung eines der genannten Hormone. Nach Schlaganfällen und Hirnverletzungen kann der Schock den Blutdruck aber auch extrem ansteigen lassen.

Biorhythmische Druckschwankungen

Innere Uhren

Wie die meisten körperlichen und seelisch-geistigen Funktionen unterliegt auch der Blutdruck der Steuerung durch innere Uhren (Biorhythmen). Sie führen zu natürlichen, regelmäßigen Schwankungen des Blutdrucks im Verlauf von 24 Stunden, die vor allem für die Diagnose von Bedeutung sind.

Die Erforschung der Biorhythmen steckt heute noch in den Kinderschuhen. Sie erfolgt durch die Chronobiologie, einen neuen Zweig der Naturwissenschaft, der in Zukunft wohl noch viel Bedeutung erlangen wird. Bisher gelang es, folgenden Tagesrhythmus für den Blutdruck nachzuweisen:

Tagesrhythmus des normalen Blutdrucks

- Morgens gegen 6 Uhr, wenn die meisten Menschen kurz vor dem Erwachen oder schon aufgestanden sind, beginnt der Blutdruck anzusteigen.

- Im Tagesverlauf erhöht er sich allmählich und erreicht seinen höchsten Wert gegen 18 Uhr.
- Danach sinkt der Druck bis gegen 23 Uhr auf seinen tiefsten Stand, zu einer Zeit also, da die meisten Menschen schon schlafen oder kurz vor dem Zubettgehen stehen.

Dieser natürliche Biorhythmus des Blutdrucks ist allerdings ziemlich unstabil, weil er durch zahlreiche äußere Einflüsse im Tagesverlauf verändert wird. Immerhin gibt er Anhaltspunkte für die Beurteilung der Meßergebnisse je nach Tageszeit, die bisher in der Praxis zu wenig beachtet werden. Um krankhafte Störungen des Blutdrucks sicher zu beurteilen, müßte er mehrmals zu unterschiedlichen Tageszeiten kontrolliert werden. Da sich das mit den üblichen Sprechzeiten der Therapeuten nicht vereinbaren läßt, muß der Blutdruck durch den Patienten selbst gemessen werden.

Speziell für Bluthochdruck ergaben Untersuchungen, die vor allem von Dr. med. Th. Schmidt am Zentrum für innere Medizin der Universität Ulm durchgeführt wurden, die folgenden Besonderheiten:

Besonderheiten bei Bluthochdruck

- Der Blutdruck erreicht nicht wie bei Gesunden gegen 23 Uhr seinen tiefsten Stand, sondern erst am frühen Morgen gegen 4.30 Uhr.
- Um 6 Uhr steigt er auch bei Hochdruckkranken schon wieder an, und zwar viel schneller als bei Gesunden.

Bluthocdruck steht mit einer Fehlsteuerung der Biorhythmen in Zusammenhang

Diese Beobachtungen deuten darauf hin, daß Bluthochdruck auch mit einer Fehlsteuerung der Biorhythmen in Zusammenhang steht, die bisher aber noch nicht genau erklärt werden kann. Welche praktischen Konsequenzen sich daraus vielleicht einmal ergeben, läßt sich heute noch nicht absehen.

Durchschnittliche Blutdruckwerte

Als individueller, von verschiedenen Faktoren abhängiger Wert kann der Blutdruck nicht verbindlich für jeden Menschen angegeben werden. Anhaltspunkte für die Beurteilung des Drucks geben die Durchschnittswerte der verschiedenen Altersgruppen:

Altersgruppe	Blutdruck (mm Hg) systolisch	diastolisch
Neugeborene	60–70	keine
Säuglinge	80–85	Angaben
Kinder bis 10 Jahre	80–100	möglich
10–30 Jahre	120	80
30–40 Jahre	125	85
40–60 Jahre	135–140	90–95
über 60 Jahre	150–160	90–100

Optimalwert für Erwachsene

Grundsätzlich gilt ein Blutdruck von 120/80 mm Hg als optimal für Erwachsene. Die alte Faustregel, nach der der Blutdruck mit zunehmendem Alter auf Werte um 100 + Lebensalter (bei einem 60jährigen also 160) ansteigen darf, gilt nur noch bedingt.

Grenzbereich

Als Grenzbereich, ab dem man bereits kontrollieren muß, ob vom Blutdruck ein erhöhtes Risiko ausgeht, gelten Werte ab 140/90–160/95; danach geht man vom eindeutig zu hohen Blutdruck aus.

Allerdings darf es sich dabei nicht um die Ergebnisse gelegentlicher Einzelmessungen handeln, die durch verschiedene äußere Einflüsse verfälscht werden können, sondern um Dauerwerte, die in mehreren Untersuchungen an einigen Tagen hintereinander möglichst zu verschiedenen Tageszeiten ermittelt wurden.

Anstieg des systolischen Werts im Alter ist normal

Ein mäßiger Anstieg vor allem des systolischen Blutdruckwerts ist mit zunehmendem Alter normal und unbedenklich, weil die Arterien allmählich an Elastizität verlieren.

Die Ursachen des Bluthochdrucks

Zu hoher Blutdruck entsteht aus verschiedenen Ursachen. Allerdings lassen sie sich oft nicht unmittelbar nachweisen. Nur bei ungefähr 20 % aller Hochdruckpatienten ergibt die Untersuchung eine körperliche Krankheit, die zur Hypertonie führte. In den anderen Fällen muß man davon ausgehen, daß ungünstige Anlagen und vor allem Fehler des Verhaltens eine Rolle spielen.

Die Ursachen lassen sich oft nicht unmittelbar nachweisen

Fehler des Verhaltens

Als Zivilisationskrankheit steht der Bluthochdruck häufig mit Fehlern der Ernährung und Lebensweise in Zusammenhang. Zu den wichtigsten Risikofaktoren gehören Kochsalz- und Nikotinmißbrauch, zu hoher, andauernder Streß und andere seelisch-nervöse Belastungen. Diese Faktoren sind heute weit verbreitet und erklären, weshalb der Bluthochdruck so häufig vorkommt.

Wichtigste Risikofaktoren

Kochsalzmißbrauch – ein Hauptrisiko

In der richtigen Dosis gehört das Kochsalz (Natriumchlorid, NaCl) zu den lebenswichtigen Mineralstoffen.

Lebenswichtiger Mineralstoff

Es ist vor allem maßgeblich am Wasserhaushalt beteiligt, der bei Mangelzuständen nicht mehr richtig funktioniert. Ferner wirkt es bei der Nerven-Muskel-Erregbarkeit, der Produktion von Magensäure und verschiedenen Stoffwechselprozessen mit.

Kochsalzbedarf: 2–3 g täglich

Der tägliche Bedarf an Kochsalz liegt zwischen 2 und 3 g. Diese Menge, die man allein durch den natürlichen Salzgehalt der Nahrungsmittel zuführt, reicht für die verschiedenen Aufgaben des Mineralstoffs im Körper aus. Was darüber hinaus an Kochsalz aufgenommen wird, dient als Genußmittel ausschließlich Würzzwecken.

Obergrenze: 5–6 g täglich

Die übliche Kost enthält 10–15 g Kochsalz

Einen Teil des im Überschuß zugeführten Kochsalzes kann der Organismus verkraften und ohne Schaden über die Nieren ausscheiden. Die Obergrenze wird mit 5–6 g Kochsalz am Tag angenommen. Tatsächlich enthält die heute übliche Zivilisationskost aber durchschnittlich 10–15 g Kochsalz täglich, also mehr als die doppelte Menge dessen, was gerade noch vertragen wird. Das kann nicht ohne Folgen für die Gesundheit bleiben. Vor allem Bluthochdruck wird dadurch im Lauf der Zeit begünstigt.

Bei 30 % der Bevölkerung besteht eine Überempfindlichkeit gegen Kochsalz

Das gilt allerdings nicht – wie lange angenommen – für alle Menschen. Nur bei etwa 30 % der Bevölkerung besteht eine Art Überempfindlichkeit gegen Kochsalz, die mit zum Hochdruck beiträgt.

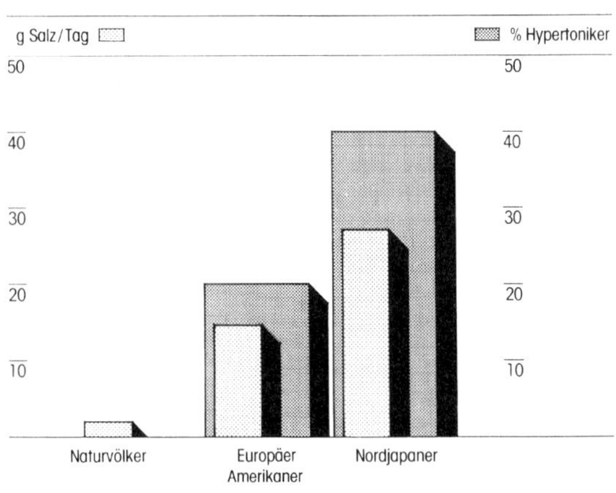

Täglicher Salzverbrauch und Häufigkeit des Bluthochdrucks bei verschiedenen Völkern

Möglicherweise Nierenschäden

Außerdem diskutiert man Nierenschäden, die sich aus der Bedeutung des Kochsalzes für den Wasserhaushalt erklären; sie können zum renalen Bluthochdruck führen. Schließlich gibt es Hinweise darauf, daß die zu hohe Kochsalzzufuhr auch rheumatische Krankheiten fördert.

Kochsalz sparsam verwenden

Zur Vorbeugung des Bluthochdrucks ergibt sich daraus, daß man bei der Ernährung sparsam mit Kochsalz umgehen sollte. Wenn bereits Hypertonie besteht, muß eine streng kochsalzarme Kost eingehalten werden, die gerade den Mindestbedarf deckt. Kochsalzüberschuß kann durch Diätkuren bald wieder aus dem Körper ausgeschieden werden, darüber berichten wir später noch ausführlich.

Kochsalzmangel ist auch schädlich

Ein Mangel an Kochsalz wirkt sich ebenfalls schädlich aus, unter anderem kommt es dadurch zum unerwünschten Blutdruckabfall. Solche Mangelzustände treten bei uns aber nur selten auf, vor allem bei längerem Durchfall und/oder Erbrechen, Mißbrauch von Abführ- und/oder Entwässerungsmitteln oder bei starkem Schwitzen.

Das Gefäßgift Nikotin

Die Gefahren sind allen bekannt

Die Gefahren des Rauchens für die Gesundheit stehen außer Zweifel und sind heute wohl jedem Raucher bekannt, auch wenn die meisten versuchen, sie aus dem Bewußtsein zu verdrängen.

Hohes Risiko für Herz und Gefäße

Häufig geht man davon aus, daß die Schadstoffe im Rauch vor allem die Atemwege schädigen und schlimmstenfalls zum Bronchialkrebs führen. Das Rauchen bedeutet aber auch ein hohes Risiko für das Herz und die Gefäße.

Nikotin verengt die Blutgefäße

Als starkes Gefäßgift verengt Nikotin krampfartig die Blutgefäße. Dadurch wird die Durchblutung gestört, die Zahl der Herzschläge erhöht sich, und der Blutdruck steigt an. Neben diesen akuten Folgen des Rauchens treten bei chronischem Nikotinmißbrauch bleibende Schäden am Herz-Gefäß-System auf, die sich nicht allein aus der Giftwirkung des Nikotins, sondern auch aus dem Kohlenmonoxid und anderen Schadstoffen im Tabakrauch erklären. Vor allem die Arterienverkalkung wird dadurch beschleunigt, was wiederum den Blutdruck noch weiter erhöht, weil die Arterien verhärten und enger werden. Am Herzen kann es durch Verkalkung der Herzkranzgefäße zum Sauerstoffmangel und zu Rhythmusstörungen kommen, schlimmstenfalls tritt schon in frühen Jahren ein Herzinfarkt auf.

Arterienverkalkung wird beschleunigt

Strikter Verzicht auf Tabak!

Zur Vorbeugung und Behandlung von Bluthochdruck gehört unbedingt der strikte Verzicht auf Tabak in jeder Form. Es gibt keine mit Sicherheit unschädliche Dosis, das hängt immer vom persönlichen Gesundheitsstand insgesamt ab. Völlig gesunde Menschen gehen nach der Statistik zwar kein nennenswertes Risiko ein, wenn sie täglich bis zu 5 Zigaretten rauchen, aber verlassen darf man sich darauf nicht.

> Für Hochdruckkranke bedeuten Nikotin und andere Schadstoffe, die sie beim Rauchen aufnehmen, das reine Gift.

Negative Streßfaktoren

Natürliche Reaktionen auf Streß

Die Natur hat uns mit einem einfachen Programm zur Reaktion auf Streß ausgestattet. Unabhängig von der Streßart aktiviert der Körper Energien, die uns in die Lage versetzen, vor der Streßursache zu fliehen oder uns zum Kampf zu stellen. Nachdem der Streß abgeklungen ist, bilden sich auch die körperlichen Veränderungen wieder zurück.

Streß belastet Nerven und Seelenleben

Früher genügten diese natürlichen Reaktionen, um den einfachen, harten Streß zu bewältigen. Heute haben wir uns aber mit anderen Streßfaktoren auseinanderzusetzen, vor denen man nicht fliehen und die man auch nicht im Kampf überwinden kann. Hauptsächlich handelt es sich dabei um Streßfaktoren, die das Nervensystem und Seelenleben belasten. Jeder für sich allein wäre noch nicht schädlich, aber meist kommen

viele zusammen und überfordern dann die Anpassungsfähigkeit an den Streß.
Da die verschiedenen Streßursachen durch das einfache Naturpogramm nicht beseitigt werden können, dauern sie oft chronisch unvermindert an. Die körperlichen Veränderungen bilden sich dann nicht mehr zurück, sondern können zu zahlreichen Streßkrankheiten führen.

Bluthochdruck ist auch eine Streßfolge

Der Bluthochdruck gehört zu den möglichen Streßfolgen, denn unter Streß verengen sich die Arterien durch die Steuerung des vegetativen Nervensystems. Das ist vorübergehend nützlich, weil der dadurch erhöhte Blutdruck mit zur Streßbewältigung beitragen kann. Bei anhaltendem Streß, unter dem heute viele Menschen stehen, kann sich der Blutdruck aber nicht mehr normalisieren. Hinzu kommt, daß Streß den Herzschlag beschleunigt und die Arterienverkalkung begünstigt. Das trägt gleichfalls mit zur dauernden Erhöhung des Blutdrucks bei.
Den richtigen Umgang mit Streß kann man lernen, dazu leiten wir später noch ausführlich an. Falsch wäre der Versuch, dem Streß gänzlich auszuweichen. Abgesehen davon, daß man das nie schafft, bedeutet Streßmangel paradoxerweise selbst schädlichen hohen Streß, der den Blutdruck in die Höhe treibt.
Übrigens sind es nicht – wie oft angenommen – die beruflichen Streßfaktoren, die der Gesundheit am meisten schaden. Im Vordergrund steht vielmehr der private Streß, vor allem familiäre Konflikte und Probleme, die oft nicht richtig verarbeitet werden.

Privater Streß schadet mehr als beruflicher

Seelisch-nervöse Regulationsstörungen

Chefarzteffekt

Den großen Einfluß, den Nervensystem und Seelenleben auf den Blutdruck nehmen, veranschaulicht am besten ein Beispiel, das man als „Chefarzteffekt“ bezeichnet. Wenn der Chefarzt in der Klinik zur Visite kommt, bedeutet das für viele Patienten eine so große Aufregung, daß sich ihr Blutdruck um 10–40 mm Hg erhöht. Ähnliches erlebt man auch in der ambulanten

Praxis: Allein schon der Besuch beim Therapeuten, ergänzt durch Angst und Spannung vor dem Ergebnis der Blutdruckmessung, kann zu höheren Werten führen. Beachtet man das nicht, kommt es unter Umständen zur Fehldiagnose eines Bluthochdrucks und zur falschen Behandlung mit unnötigen Nebenwirkungen. Wenn der Patient später seinen Blutdruck zu Hause selbst noch einmal mißt, kann er sich schon wieder normalisiert haben.

Nicht nur die Chefarztvisite oder die Konsultation des Therapeuten, alle Aufregungen und andere seelisch-nervöse Belastungen führen zum Anstieg des Blutdrucks, weil sich die Gefäße verengen und der Herzschlag beschleunigt wird. Dem kommt keine Bedeutung zu, solange es bei gelegentlichen, rasch vorübergehenden Blutdruckerhöhungen bleibt, die sich bald wieder normalisieren. Heute leiden aber viele Menschen chronisch unter Nervosität und/oder ungelösten seelischen Problemen. Sie führen dann vor allem durch Fehlregulationen des vegetativen Nervensystems zur dauernden Blutdruckerhöhung.

Auch Hormondrüsen sind an der Regulationsstörung beteiligt

Neben dem Nervensystem sind auch noch verschiedene Hormondrüsen an der Regulationsstörung beteiligt. Das System der Drüsen steht nämlich über Zentren im Gehirn in ständiger Wechselbeziehung mit dem vegetativen Nervensystem, so daß sich Funktionsstörungen des einen Systems zwangsläufig auch dem anderen mitteilen. Außerdem werden beide von anderen Gehirnzentren beeinflußt, die eine Art „Brükke“ zwischen Körper und Seelenleben darstellen. Darüber teilen sich alle seelischen Regungen dem Körper mit und verändern seine normalen Funktionen. Bei längerer Dauer entwickeln sich aus solchen anfänglich „nur“ psychosomatischen (psychisch = seelisch, somatisch = körperlich) Störungen dann ernstere Organkrankheiten, zum Beispiel der Herzinfarkt.

Psychosomatische Störungen

Da die Hypertonie also auch zu den psychosomatischen Krankheiten gehören kann, müssen zur Vorbeugung und Therapie die seelischen Faktoren mitbeeinflußt werden. Dazu eignet sich besonders das autogene Training mit positiver Selbstbeeinflussung sehr gut, das wir später noch ausführlich vorstellen.

Körperliche Krankheiten

Als Symptom kann der Bluthochdruck bei verschiedenen anderen Erkrankungen auftreten. Man bezeichnet ihn dann als *sekundäre Hypertonie.* In solchen Fällen nützt es wenig, nur den hohen Blutdruck zu behandeln, er kann sich erst normalisieren, wenn die verursachende Grundkrankheit ausgeheilt wird. Da das zum Teil einige Zeit erfordert, ist es im Einzelfall aber angezeigt, neben der ursächlichen Therapie auch das Symptom Bluthochdruck zu bekämpfen, um Schäden zu vermeiden.

Sekundäre Hypertonie

Die sekundären Hypertonien machen insgesamt nur etwa 20 % aller Hochdruckfälle aus.

Arterienverkalkung

Arteriosklerose

Die Arteriosklerose ist heute in allen westlichen Industrienationen so weit verbreitet, daß man von einer wahren „Zivilisationsseuche" sprechen kann. Ab dem 60. Lebensjahr leidet fast jeder Bewohner eines westlichen Industriestaats zumindest unter einer Verkalkung der Hauptschlagader; bei vielen beginnt die Arterienverkalkung aber schon viel früher und betrifft größere Abschnitte des Gefäßsystems.

Ursachen noch nicht restlos geklärt

Die Ursachen der Arterienverkalkung sind heute noch nicht restlos geklärt. Falsche Ernährung, Bewegungsmangel, Nikotinmißbrauch und Streß spielen eine wichtige Rolle, hinzu kommen ungünstige Anlagen und verschiedene Krankheiten. Man nimmt an, daß durch diese Faktoren die Arterienwände zunächst vorgeschädigt werden, so daß sich dann Kalksalze und Fettstoffe einlagern können.

Folge der Verkalkung

Als Folge der Verkalkung werden die Arterien hart und verengen sich zunehmend, bis schlimmstenfalls überhaupt kein Blut mehr durchströmen kann. Die gefürchtetsten Komplikationen sind dann Herzinfarkt und Schlaganfall, außerdem kommt es je nach Sitz und Ausdehnung der Arteriosklerose zu Durchblu-

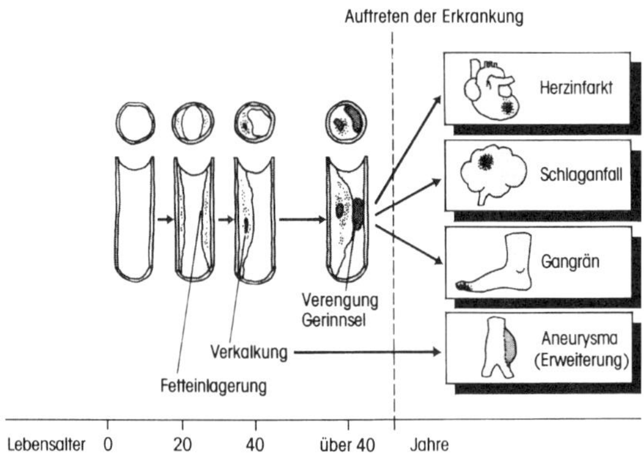

Entwicklung der Arteriosklerose mit steigendem Alter und ihre Folgekrankheiten

tungsstörungen anderer innerer Organe und der Glieder.

Der Blutdruck erhöht sich

Mit der Verhärtung und Verengung der Arterien erhöht sich auch der Blutdruck, weil der Widerstand in den krankhaft veränderten Gefäßen ansteigt. Umgekehrt gilt Bluthochdruck aber als einer der Risikofaktoren der Arterienverkalkung, denn er schädigt die Gefäßwände so, daß es zur Ablagerung kommen kann. Meist läßt sich nicht mehr genau feststellen, ob am Anfang die Arterienverkalkung oder der Bluthochdruck standen; die Frage danach ist für die Behandlung auch müßig.

Keine Zurückbildung der Wandveränderungen

Da sich die Veränderungen an den Arterienwänden nicht (zumindest nicht vollständig) mehr zurückbilden lassen, kommt es entscheidend auf die Vorbeugung und Frühbehandlung an. Dabei muß der Patient selbst aktiv mitarbeiten, wozu im Prinzip die Anleitungen dieses Buches gelten.

Nierenschäden

An 1. Stelle der Organkrankheiten

Erkrankungen der Nieren stehen an 1. Stelle der Organkrankheiten, die zum Bluthochdruck führen. Bei rund 14 % aller Hypertoniker ergibt die Untersuchung einen Nierenschaden, zum Beispiel eine chronische

Nierenentzündung, Schrumpf- oder Zystenniere oder eine Drosselung der Durchblutung durch Schädigung an einer Nierenarterie.

Zusammenhänge sind noch unbekannt

Die Zusammenhänge zwischen Nierenleiden und Bluthochdruck kennt man noch nicht genau. Man geht davon aus, daß die geschädigte Niere vermehrt das Enzym Renin bildet. Dieses setzt dann aus dem in der Leber gebildeten Angiotensinogen das wirksame Angiotensin frei, das den Blutdruck durch Verengung der Blutgefäße erhöht.

Angiotensin

Nierenschäden als Komplikation

Nierenschäden können sich aber auch erst im Verlauf des Bluthochdrucks und/oder der Arterienverkalkung als Komplikation einstellen. Dann verschlimmern sie den bereits bestehenden Hochdruck. Wenn es gelingt, die Nierenkrankheit zu heilen, oder wenn eine unheilbar kranke Niere chirurgisch entfernt wird, normalisiert sich oft auch der Bluthochdruck wieder.

Auf die renale Hypertonie kommen wir später bei den verschiedenen Formen des Bluthochdrucks nochmals zu sprechen.

Herzkrankheiten

Keine wichtige Rolle als Ursachen des Bluthochdrucks

Erkrankungen des Herzens und der unmittelbar aus der linken Herzkammer entspringenden Körperhauptschlagader spielen als Ursachen des Bluthochdrucks keine so wichtige Rolle, wie oft angenommen wird. Nur etwa 1,5 % aller Fälle lassen sich darauf zurückführen.

Herzschwäche

Relativ häufig kommt es bei Herzschwäche zur Hypertonie. Das erklärt sich zunächst daraus, daß der Herzmuskel häufig versucht, die verminderte Kraft durch eine Erhöhung der Schlagzahl auszugleichen, wobei sich der Blutdruck erhöhen kann. Hinzu kommt, daß sich das Blut bei Herzschwäche im Gefäßsystem staut und nur durch höheren Druck weiterbewegt werden kann. Schließlich darf man auch nicht übersehen, daß Herzschwäche bevorzugt bei älteren Menschen auftritt, die gleichzeitig an Arterienverkalkung leiden, die allein schon den Blutdruck steigert.

Aorteninsuffizienz

Ferner kann eine Schließunfähigkeit der Aortenklappe der linken Herzkammer (Aorteninsuffizienz) zum Hochdruck führen. Die Verkürzung und Verdickung dieser Herzklappe, die selten angeboren ist und meistens durch rheumatische oder bakterielle Entzündungen am Herzen entsteht, führt zum Rückfluß des Bluts in der Diastole aus der Aorta in die linke Herzkammer. Symptomatisch dafür ist ein niedriger diastolischer und hoher systolischer Blutdruck mit vergrößerter Blutdruckamplitude.

Aortenisthmusstenose

Schließlich verursachen auch Verengungen der Hauptschlagader am Ende des Aortenbogens (Aortenisthmusstenose) den zu hohen Blutdruck. Die Verengung entsteht bei älteren Menschen meist durch Verkalkung der Aorta, in jüngeren Jahren (bevorzugt bei Frauen zwischen 20 und 40 Jahren) durch Arterienentzündung, in sehr seltenen Fällen als Folge der Geschlechtskrankheit Syphilis.

> Während man die Herzschwäche durch Arzneimittel meist längere Zeit gut ausgleichen kann, erfordern die krankhaften Veränderungen an der Aortenklappe oder am Aortenbogen oft chirurgische Behandlung.

Hormonstörungen

Veränderungen in den Wechseljahren

Hormonelle Veränderungen kommen bei etwa 3 % aller Hochdruckkranken als Ursache ihrer Krankheit in Betracht. Im Vordergrund stehen dabei die Veränderungen des Hormonhaushalts, die in den Wechseljahren auftreten. Da sie bei Frauen wesentlich stärker ausgeprägt sind als bei Männern, verändert sich bei ihnen der Blutdruck häufiger. Aber auch bei Männern, deren Produktion an Geschlechtshormonen mit zunehmendem Alter im allgemeinen nur langsam nachläßt, kann es ab der Lebensmitte zur Blutdruckerhöhung kommen.

Seltener in der Pubertät

Seltener beginnt der hohe Blutdruck wegen hormoneller Umstellungen bei jungen Menschen in der Pubertät. Dann ist er besonders gefährlich, wenn nicht sofort eine wirksame Behandlung eingeleitet wird, weil der jahrzehntelange Krankheitsverlauf zu nicht mehr heilbaren Herz-Gefäß-Komplikationen führen kann.

Manchmal auch Blutdrucksenkung

Manchmal wirken sich die hormonellen Umstellungen während der Pubertät und Wechseljahre aber auch gegenteilig auf den Blutdruck aus, senken ihn also unerwünscht stark.

Da Pubertät und Wechseljahre stets eine seelische Krisenzeit darstellen, lassen sich die hormonellen Ursachen des während dieser Phasen beginnenden Bluthochdrucks meist nicht sicher gegen die seelisch-nervösen Einflüsse abgrenzen, so daß eine Therapie beider Faktoren durchgeführt werden muß.

Andere Hormonstörungen

Ferner kann Hypertonie bei den folgenden, selteneren Hormonstörungen auftreten:

- Überfunktion der Hirnanhangdrüse mit Vergrößerung von Nase, Kinn, Ohren, Finger- und Zehengliedern (Akromegalie).
- Überfunktion der Nebennieren, die durch Störungen der Hirnanhangdrüse (sie steuert als übergeordnetes Zentrum alle Hormondrüsen), Tumoren der Nebennierenrinde oder des Nebennierenmarks, abnorme Vermehrung der Nebennierenzellen oder bei längerer Behandlung mit dem Hormon Kortison auftreten kann.
- Überfunktion der Schilddrüse (vor allem bei der schweren Basedow-Krankheit) mit starker Erhöhung des systolischen Blutdrucks, während der diastolische Wert ziemlich niedrig liegt.
- Störungen der Bauchspeicheldrüse mit Zuckerkrankheit, wobei allerdings die Drüsenstörung selbst nur selten zum Hochdruck führt; vielmehr kommt es erst im Verlauf des Diabetes zur Arterienverkalkung und zu Nierenschäden, die dann die Hypertonie verursachen.
- Hormonelle Veränderungen während der Schwangerschaft rufen ebenfalls nur selten Bluthochdruck hervor; wenn es während der Schwangerschaft dazu kommt, liegt meist eine Schwangerschaftsvergiftung vor.

Die hormonellen Ursachen des Bluthochdrucks können immer nur durch fachmännische Untersuchung genau geklärt und je nach Befund gezielt behandelt werden, Selbsthilfe ist grundsätzlich nicht möglich.

Hirnerkrankungen

Bei knapp 1 % aller Hochdruckkranken spielen Erkrankungen des zentralen Nervensystems, das aus Gehirn und Rückenmark besteht, als Ursachen der Hypertonie eine Rolle. Sie betreffen oft das Kreislaufzentrum im Stammhirn.

Zerebralsklerose

Relativ häufig kommt es bei Verkalkung der Gehirnarterien (Zerebralsklerose) zum Bluthochdruck, und zwar vorwiegend bei älteren Menschen, die meist auch unter Arteriosklerose in anderen Körperregionen leiden. Als Komplikation der Zerebralsklerose droht der Schlaganfall, der gleichfalls den Blutdruck stark erhöhen kann.

Weitere Gehirnerkrankungen

Weitere Gehirnerkrankungen, die Bluthochdruck hervorrufen, können Verletzungen des Stammhirns, Gehirn- und Hirnhautentzündungen sowie gut- oder bösartige Tumoren des Gehirns sein.

Darüber hinaus können Kinderlähmung, Entzündungen der Rückenmarkshaut oder entzündliche Prozesse an der Wirbelsäule, die den Sympathikusnerv reizen, zum Bluthochdruck führen. Im Einzelfall ist schließlich auch an eine chronische Überreizung des zentralen Nervensystems durch Mißbrauch von Arzneimitteln mit anregender Wirkung zu denken.

Fachmännische Therapie

Alle Erkrankungen des zentralen Nervensystems erfordern fachmännische Therapie. Die Zerebralsklerose läßt sich nicht mehr rückgängig machen, hier beschränkt sich die Therapie auf bestmögliche Linderung der Symptome. Auch der Schlaganfall hinterläßt oft bleibende Schäden, wenn er nicht sofort oder innerhalb der ersten Wochen zum Tod führt; sie können aber durch Nachbehandlung in einer Rehabilitationsklinik im Lauf der Zeit nicht selten doch gebessert werden.

Infektionskrankheiten

Erhöhung der Körpertemperatur beschleunigt den Herzschlag

Grundsätzlich gilt für alle Infektionskrankheiten mit Fieber, daß die Erhöhung der Körpertemperatur den Herzschlag beschleunigt. Dabei kann sich auch der Blutdruck erhöhen. Sobald das Fieber abgeklungen ist, normalisiert er sich gewöhnlich wieder ohne weitere Behandlung.

Giftstoffe erhöhen ebenfall den Blutdruck

Darüber hinaus gibt es aber einige Infektionskrankheiten, in deren Verlauf die Krankheitserreger Giftstoffe absondern, die den Blutdruck erhöhen können. Dazu gehören vor allem Mandelentzündungen (Angina), Diphtherie, Scharlach und zum Teil auch die Lungenentzündung. Die Hypertonie kann in solchen Fällen bereits während der akuten Erkrankung, aber auch als Folge im Anschluß daran eintreten. Sie normalisiert sich erst wieder, wenn die Bakteriengifte aus dem Körper entfernt wurden.

Über Infektionskrankheiten, die unmittelbar das zentrale Nervensystem betreffen und dadurch zur Erhöhung des Blutdrucks führen, berichteten wir bereits im vorangegangenen Kapitel bei den Hirnerkrankungen.

Chronische Entzündungsherde im Körper

Relativ oft kommt es auch bei chronischen Entzündungsherden im Körper zum Bluthochdruck. Sie streuen ständig Giftstoffe in die Blutbahn, die die Gefäßregulation und das vegetative Nervensystem erheblich stören. Solche Herde bestehen hauptsächlich an Zahnwurzeln, Mandeln, Nasennebenhöhlen und in der Gallenblase, außerdem treten sie oft bei chronischen rheumatischen Gelenkerkrankungen auf. Da sie selbst keine nennenswerten Beschwerden verursachen, werden sie häufig lange Zeit verschleppt.

Durch Sanierung solcher Krankheitsherde kann sich auch der Bluthochdruck wieder normalisieren. Bei länger bestehenden Herden gelingt das aber nicht immer, so daß man dann zusätzlich blutdrucksenkende Medikamente einsetzen muß. Zur Beseitigung der Herdinfektionen kommen je nach Ursachen Antibiotika oder chirurgische Maßnahmen in Frage, außerdem sollte immer die moderne biologische Neuralthe-

Neuraltherapie

Sekundenphänomen

rapie durch Injektion örtlicher Betäubungsmittel in die Herde durchgeführt werden, die oft erstaunlich schnell hilft. Unter Umständen kommt es schon nach der 1. Injektion zum „Sekundenphänomen" mit schlagartigem Verschwinden aller Symptome, die mit dem Herd in Zusammenhang standen.

Kadmium und andere Giftstoffe

Von außen einwirkende Schadstoffe

Neben den Giften, die bei chronischen Entzündungsherden oder manchen Infektionskrankheiten entstehen und den Blutdruck erhöhen, kommen auch noch verschiedene von außen einwirkende Schadstoffe als Ursache für eine Hypertonie in Frage. Gerade heute, da die Belastungen unserer Umwelt immer mehr zunehmen, dürfen solche Faktoren nicht außer acht gelassen werden.

Nikotin

Typische Beispiele für Vergiftungen, die den Blutdruck erhöhen, lernten wir bereits weiter vorne beim Nikotinmißbrauch kennen. Neben dem Gefäßgift Nikotin enthält der Tabakrauch vor allem noch Kohlenmonoxid und Kadmium. Diese Schadstoffe führen teils direkt zur Hypertonie, teils tragen sie indirekt durch Schädigung des Herzens und der Blutgefäße mit zum Bluthochdruck bei.

Auch Nichtraucher sind gefährdet

Auch Nichtraucher können durch Kohlenmonoxid und Kadmium gefährdet werden. Kohlenmonoxid entsteht bei unvollständiger Verbrennung zum Beispiel von Holz und Kohlen, wenn die Öfen nicht richtig ziehen, Kadmium gelangt durch Lacke, Farben, aus Heizöl und Dieselkraftstoff in die Umwelt und dann mit Luft und Regen auf die Nahrungsmittel, außerdem auch direkt durch Düngemittel oder Geschirr mit Keramikglasur.

Daneben gibt es noch zahlreiche andere Schadstoffe in der Luft, im Trinkwasser und in den Nahrungsmitteln, die unter Umständen den Blutdruck dauerhaft erhöhen können. Es ist unmöglich, sie hier alle aufzuführen.

Der Einfluß ungünstiger Erbanlagen

Bei rund 80 % aller Hochdruckkranken ergibt die Untersuchung keine eindeutigen Krankheitsursachen. Dann handelt es sich um eine primäre (essentielle) Hypertonie, bei der man ungünstige Erbanlagen als Grundursache annimmt. Deshalb kommt diese Form auch familiär gehäuft vor, was jedoch nicht ausschließt, daß ein Mensch daran erkranken kann, in dessen Familie niemand unter Bluthochdruck leidet.

Essentielle Hypertonie

Die ungünstige Veranlagung allein muß aber noch nicht zum Bluthochdruck führen, sondern kann ein Leben lang „stumm" bleiben. Das hängt von verschiedenen Voraussetzungen ab, die vorwiegend mit der Ernährungs- und Lebensweise in Beziehung stehen. Gewohnheitsmäßiger zu hoher Kochsalzkonsum, Nikotinmißbrauch, falsche Ernährung mit zu reichlicher Kalorienzufuhr, die zum Übergewicht führt, Bewegungsmangel, Streß und andere seelisch-nervöse Belastungen erhöhen die Wahrscheinlichkeit, daß die ungünstige Veranlagung schließlich die Hypertonie hervorruft, während eine gesundheitsbewußte Ernährung und Lebensweise das Risiko der ungünstigen Veranlagung deutlich verringert (wenn auch keinen völligen Schutz bietet).

Falsche Lebensweise erhöht die Hypertoniegefahr

Diese praktischen Erfahrungen sollte man sich zur Vorbeugung des anlagebedingten Bluthochdrucks zunutze machen. Das gilt insbesondere dann, wenn in der Familie bereits Fälle von Hypertonie vorkamen, weil man dann grundsätzlich von einer ungünstigen Veranlagung dazu ausgehen muß.

Auf die essentielle Hypertonie gehen wir später bei den Formen des Bluthochdrucks nochmals ein.

Ursachen des hohen Blutdrucks

primär	durch erbliche Anlage und äußere Risikofaktoren bedingt	90-95%
	davon durch Übergewicht	30%
	durch Alkohol	15%
Nierenerkrankungen		3-5%
innersekretorische Erkrankungen (Nebenniere)		0,5%
Medikamente (Pille, Cortison u.a.)		1%

Symptome und Verlauf des hohen Blutdrucks

Lange Zeit symptomarm

Der Bluthochdruck ist vor allem deshalb so gefährlich, weil er lange Zeit symptomarm verläuft. Daher wird er oft erst so spät erkannt, daß chronische Schäden am Herzen und an den Gefäßen nicht mehr verhindert oder sogar nicht mehr geheilt werden können. Schlimmstenfalls verschleppt man die Krankheit so lange, bis es zum Herzinfarkt oder Schlaganfall kommt.

Sichere Diagnose nur durch regelmäßige Blutdruckmessungen

Die sichere Diagnose des Hochdrucks kann nur durch regelmäßige Blutdruckmessungen erfolgen, die dank einfach zu handhabender elektronischer Geräte heute auch dem medizinischen Laien möglich ist. Außerdem gibt es einige unklare Warnzeichen, die zwar kaum belasten, aber unbedingt zur baldigen Kontrolle des Blutdrucks veranlassen sollten.

Warnzeichen des Bluthochdrucks

Anfangs keine eindeutigen Symptome

Gleichgültig, aus welchen Gründen er entsteht, der zu hohe Blutdruck ruft anfangs meist keine eindeutigen Symptome hervor, sondern kann jahrelang unbemerkt bleiben. Ein Teil der Betroffenen gibt sogar an, daß sie sich sehr wohl fühlen; auch auf ihre Mitmenschen wirken sie oft besonders vital und gesund. In solchen Fällen kann die Hypertonie nur dann frühzeitig erkannt werden, wenn man den Druck in regelmäßigen Abständen kontrolliert.

Bei den anderen Hypertonikern treten verschiedene unklare Warnzeichen auf, die aber meist so leicht sind, daß man deshalb nicht den Therapeuten zuzieht, sondern allenfalls zwischendurch einmal durch ungezielte Selbstbehandlung die Symptome unterdrückt. Dadurch wird der Blutdruck aber nicht normalisiert, diese Form der Selbsthilfe verschleiert nur die allgemeinen Warnzeichen.

Uncharakteristische Symptome

Zu den häufigsten uncharakteristischen Symptomen des Bluthochdrucks gehören:

- gelegentlicher unangenehmer Kopfdruck oder regelrechte, oft anfallsweise für kurze Zeit auftretende Kopfschmerzen;
- kurze Schwindelanfälle, die oft von Ohrensausen und/oder Flimmern vor den Augen begleitet werden;
- allgemeine Müdigkeit und Abgespanntheit mit nachlassender Leistungsfähigkeit, die sich nicht aus Überforderung erklären läßt; diese Symptome können ebenfalls zeitweise auftreten, aber auch chronisch anhalten;
- unterschiedlich häufige Schlafstörungen, vor allem verzögertes Einschlafen oder zu frühes Erwachen am Morgen; das trägt mit zur Müdigkeit und Abgespanntheit bei;
- Nervosität, Gereiztheit und Aggressivität, die als unangemessene Reaktionen schon aus geringfügigen Anlässen auftreten können, oft auch ein Gefühl dauernder innerer Anspannung; diese Symptome erklären sich teils aus dem Bluthochdruck, teils verschlimmern sie ihn noch;
- unklare Herzbeschwerden, vor allem spürbares Herzklopfen, Druck- oder Engegefühl in der Herzgegend; diese Symptome können anfallsweise auftreten, aber auch längere Zeit bestehen;
- Anfälle von Atemnot, die vor allem bei körperlichen Anstrengungen oder seelisch-nervösen Belastungen auftreten.

Alle diese Symptome sind unspezifisch, das heißt, sie

können auch aus anderen Ursachen entstehen. Aber je mehr dieser Warnzeichen zusammentreffen, desto eher sprechen sie für einen zu hohen Blutdruck.

Wenn die Hypertonie längere Zeit unbehandelt bleibt, treten die Warnzeichen gehäuft und verstärkt auf. Aber auch jetzt werden sie von vielen Betroffenen noch nicht beachtet, denn man kann sich daran gewöhnen und durch andere, harmlosere Erklärungen darüber hinwegtäuschen, bis es schließlich für die Vermeidung von Folgekrankheiten zu spät ist. Ein Teil der Patienten nimmt die Symptome aber jetzt endlich ernst und kontrolliert den Blutdruck selbst oder sucht gleich den Therapeuten auf.

Bei unbehandelter Hypertonie treten die Warnzeichen verstärkt auf

Frühdiagnose durch regelmäßige Blutdruckkontrollen

Alle möglichen Warnzeichen des Bluthochdrucks sind zu unklar, als daß man darauf eine gezielte Therapie aufbauen könnte. Selbst wenn sie tatsächlich eine Erhöhung des Drucks anzeigen, kann man aus der Symptomatik nicht erkennen, wie stark sich der Blutdruck nach oben verändert hat und ob nur ein Wert oder beide erhöht sind. Klarheit bringt nur die objektive Messung des Blutdrucks, ein einfaches, schmerzfreies und völlig ungefährliches Diagnoseverfahren, das heute in der Praxis zur Routine gehört und sogar vom Patienten selbst durchgeführt werden kann.

So funktioniert die Blutdruckmessung

Die Messung des Blutdrucks beruht auf der Methode, die der italienische Kinderarzt *Scipione Riva-Rocci* (1863–1937) im Jahr 1895 einführte. Die Anfangsbuchstaben seines Namens verwendet man in der Medizin heute noch als Abkürzung für den Blutdruck,

Riva-Rocci

indem man zum Beispiel die Meßwerte als „RR 120/ 80" niederschreibt.

Blutdruckmeß-apparat

Der Blutdruckmeßapparat nach Riva-Rocci besteht aus einer aufblasbaren Gummimanschette, die sich nur nach innen ausdehnen kann. Sie ist an ein Meßgerät angeschlossen. Früher verwendete man dazu immer ein Quecksilbermanometer, das den Druck (ähnlich wie ein Barometer den Luftdruck) in Millimetern der Quecksilbersäule (abgekürzt „mm Hg") angab.

Elektronische Geräte

Inzwischen stehen auch elektronische Geräte zur Verfügung, die den Druck auf einer Skala oder in Ziffern anzeigen. Diese elektronischen Geräte messen zwar nicht immer ganz exakt, sind inzwischen aber auch in Klinken und Praxen weit verbreitet. Für die Selbstkontrolle durch den Patienten eignen sich diese elektronischen Meßgeräte wegen ihrer einfachen Handhabung sehr gut.

Durchführung

Zur Blutdruckmessung wird die Gummimanschette fest um den Oberarm gelegt und mit einem Haken- oder Klettverschluß geschlossen. Mit einer Handpumpe (Gummiball), bei elektronischen Komfortgeräten auch elektrisch, wird der Druck in der Manschette dann so weit erhöht, daß er den systolischen Blutdruck in der Oberarmarterie übersteigt. Dadurch wird diese Arterie zusammengepreßt, und es kann kein Blut mehr durchströmen.

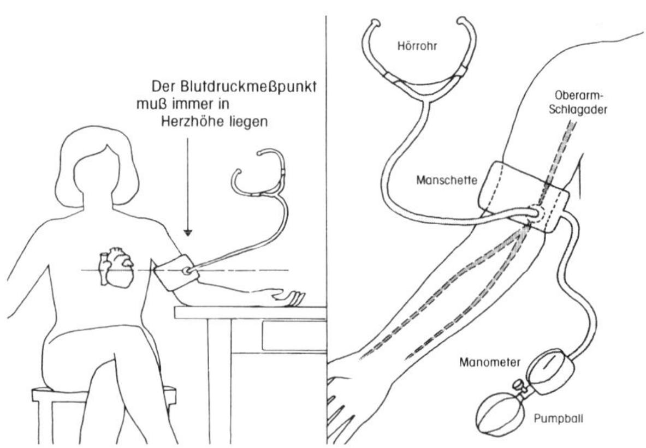

Blutdruckmessung im Sitzen

Nun läßt man die Luft langsam wieder aus der Manschette entweichen (um etwa 2–3 mm Hg pro Sekunde) und legt dabei ein Stethoskop auf die Armarterie in der Ellenbeuge. Sobald sich die Arterie für den Blutstrom zu öffnen beginnt, treten turbulente Strömungen auf, die man im Stethoskop als klopfendes Geräusch wahrnimmt. In dem Augenblick, in dem man dieses Klopfen hört, liest man den Druck am Meßgerät ab. Er entspricht dem Blutdruck, der in der Systole in der Arterie besteht.
Dann wird die Luft weiter aus der Manschette abgelassen, bis das Blut wieder ungehindert durch die Arterie strömt. Das erkennt man daran, daß das Klopfen im Stethoskop aufhört. Jetzt kann man den diastolischen Blutdrck am Meßgerät ablesen.
Bei elektronischen Apparaten benötigt man kein Stethoskop, weil in der Manschette ein Sensor eingebaut ist. Er registriert den Beginn und das Ende des Klopfens; das wird dann elektronisch in die Blutdruckanzeige umgewandelt. Man muß aber darauf achten, daß sich der Sensor an der richtigen Stelle über der Armarterie befindet, sonst erhält man keine exakten Meßwerte.

Anleitung zur Selbstkontrolle

Blutdruck in regelmäßigen Abständen kontrollieren

Da Blutdruckveränderungen meist schleichend verlaufen und lange Zeit unerkannt bleiben, sollte jeder Mensch in regelmäßigen Abständen den Blutdruck kontrollieren. Das erfolgt routinemäßig, wenn man in die Sprechstunde kommt. Aber solche sporadischen Einzelmessungen sind häufig wenig aussagefähig, weil die aktuellen Werte durch zahlreiche Einflüsse verändert werden können und dann nicht den Dauerdruck angeben.
Spätestens ab der Lebensmitte, wenn das Risiko des Bluthochdrucks zunimmt, sollte man die Werte öfter ermitteln lassen, damit ein zu hoher Druck nicht unnötig monatelang verschleppt wird. Dazu empfiehlt sich oft die Anschaffung eines Blutdruckmeßapparats.

Kosten eines Geräts

Einfache Geräte mit Quecksilbermanometer gibt es schon ab etwa DM 70,—, für elektronische Geräte muß man mindestens DM 180,— ausgeben, je nach Ausstattung auch erheblich mehr. Der Kauf eines elektronischen Geräts zur Selbstmessung lohnt sich aber wegen der einfacheren Handhabung. Allerdings benötigt man nicht gleich einen Komfortapparat für einige hundert Mark, der die Manschette elektrisch aufpumpt und vielleicht gar noch die Meßergebnisse auf einem Papierstreifen ausdruckt.

Die Krankenkassen sind grudsätzlich nicht verpflichtet, die Kosten für Geräte zur Selbstmessung des Blutdrucks zu erstatten; bei ausdrücklicher Verordnung eines solchen Gerätes durch den Arzt kann im Einzelfall aber auf Antrag eine Ausnahme gemacht werden.

Mehrmals an einigen Tagen zu verschiedenen Zeiten messen

Die Selbstmessung sollte vorsorglich mehrmals an einigen Tagen hintereinander zu verschiedenen Tageszeiten erfolgen, um zufällige Verfälschungen der Druckwerte soweit wie möglich auszuschließen und die natürlichen biorhythmischen Schwankungen zu berücksichtigen. Wenn sich bei mehreren Messungen stärkere Abweichungen von der Norm ergeben, sollte bald der Fachmann konsultiert werden, denn nur er kann solche Werte sicher beurteilen und bei Bedarf die gezielte Behandlung einleiten.

Die technische Durchführung der Blutdruckmessung wurde im vorangegangenen Kapitel schon ausführlich beschrieben. Um möglichst zuverlässige Werte zu erhalten, müssen bei der Selbstkontrolle die folgenden Grundsätze beachtet werden:

Grundsätze zur Selbstkontrolle

- Messungen stets am gleichen Arm vornehmen, weil die Ergebnisse nur dann vergleichbar sind. Zwischen den beiden Oberarmarterien bestehen oft Druckunterschiede von 10–20 mm Hg oder sogar mehr.
- Messungen immer in der gleichen Körperhaltung (am besten sitzend) durchführen, denn der Blutdruck verändert sich auch durch unterschiedliche Haltungen. Für den Fachmann können die Änderungen des Blutdrucks mit der Körperhaltung allerdings wichtig sein, er wird den Druck deshalb oft in unterschiedlichen Haltungen ermitteln.

- Zur Messung den Arm mit der Manschette stets in Höhe des Herzens auf den Tisch legen, um eine Verfälschung der Meßwerte zu vermeiden.
- Die Anweisungen des Geräteherstellers genau befolgen und das Gerät in regelmäßigen Abständen, die sich aus der Eichplakette am Gerät ergeben, neu eichen lassen, um die Genauigkeit der Meßergebnisse zu gewährleisten.

Wenn diese Voraussetzungen bei jeder Blutdruckkontrolle erfüllt werden, führt auch die Selbstmessung durch den medizinischen Laien zu relativ zuverlässigen Ergebnissen.

In welchen Zeitabständen die Messungen selbst durchgeführt werden sollten, läßt sich pauschal nicht angeben. Für gesunde Menschen ab der Lebensmitte genügt es, wenn der Druck regelmäßig alle 3–6 Monate überprüft wird. Bestehen schon andere Risikofaktoren für das Herz und die Gefäße, z. B. hohe Blutfettwerte oder Arterienverkalkung, kann die Selbstkontrolle vorsorglich auch alle 1–3 Monate vorgenommen werden.

Gesunde prüfen alle 3–6 Monate, Kranke alle 1–3 Monate

Noch häufigere oder gar tägliche Messungen sind normalerweise nicht erforderlich, wenn sie nicht ausdrücklich vom Therapeuten verordnet werden, und auch nicht unbedingt erwünscht, denn durch die ständige Kontrolle von automatisch ablaufenden Körperfunktionen kann man diese unter Umständen sogar stören und zum Hypochonder werden, dessen Gedanken nur noch von der Angst vor Krankheiten beherrscht wird.

Beurteilung der Blutdruckwerte

Die Messung des Blutdrucks ergibt 2 Werte: den systolischen und den diastolischen Druck. Beide Werte sind für die Selbstkontrolle wichtig, denn sie können auch vom medizinischen Laien einigermaßen zuverlässig beurteilt werden. Für den Fachmann spielt auch noch die Blutdruckamplitude, also der Unterschied zwischen systolischem und diastolischem Wert, diagnostisch eine Rolle.

Notation

Die beiden Meßwerte notiert man stets in der Reihenfolge, in der sie ermittelt wurden. Am Anfang steht also der systolische Wert, dann folgt, durch einen Schrägstrich getrennt, der diastolische Blutdruck, z. B. 140/85 (systolischer/diastolischer Blutdruck). Die Angabe „mm Hg" erübrigt sich, weil sich die Meßwerte immer darauf beziehen. Die Abkürzung RR (nach Riva-Rocci) kann man voranstellen, um Verwechslungen mit anderen Werten zu vermeiden.

Systolischer Druck

Idealer Wert: 120 mm Hg

Der 1. Wert, den man bei der Blutdruckkontrolle ermittelt, entspricht dem Druck, der in den Schlagadern herrscht, wenn sich der Herzmuskel in der Systole zusammenzieht. Als idealer Durchschnittswert für Erwachsene gilt ein systolischer Druck um 120 mm Hg. Manche Fachleute setzen den idealen systolischen Blutdruck, der Herz und Gefäße optimal schont, sogar nur bei 110 mm Hg an, aber das ist umstritten.
Individuelle Abweichungen von diesem Idealwert kommen häufig vor, insbesondere hängen sie wegen der zunehmenden Verhärtung der Arterien auch vom Alter ab. Nach unten gelten Werte bis 100 mm Hg noch als tolerierbar, darunter beginnt dann der zu niedrige Blutdruck. Nach oben wird ein systolischer Blutdruck bis ungefähr 140 (manche Fachleute gehen bis 150) mm Hg als unbedenklich angesehen.

Kontrollbedürftiger Grenzbereich

Wenn der systolische Druck höher als 140 mm Hg liegt, aber 160 mm Hg nicht überschreitet, spricht man vom kontrollbedürftigen Grenzbereich. Das bedeutet, daß der Therapeut in solchen Fällen individuell prüfen muß, ob der Blutdruck bereits ein behandlungsbedürftiges Risiko darstellt oder für die Gesundheit noch ohne Bedeutung bleibt. Insbesondere dann, wenn noch andere Herz-Gefäß-Risiken bestehen, wie hohe Blutfettwerte oder Arterienverkalkung, kann auch bei solchen Werten im Grenzbereich schon eine Behandlung notwendig werden. Dazu genügen oft Änderungen falscher Ernährungs- und Lebensgewohnheiten mit Entspannungsübungen.

Eindeutiger Bluthochdruck liegt vor, wenn der Meßwert über 160 mm Hg liegt (einige Fachleute gehen von 165 mm Hg als Grenze aus). Dann wird eine Behandlung notwendig, die je nach Einzelfall allein in der Reform von Verhaltensfehlern bestehen kann, oft aber auch Arzneimittel erforderlich macht.

Über 160 mm Hg: Bluthochdruck

Bei Menschen jenseits des 65. Lebensjahrs müssen bei der Beurteilung des systolischen Blutdrucks noch andere Aspekte berücksichtigt werden, ehe man entscheiden kann, ob eine Therapie notwendig ist. Das bleibt dem Fachmann vorbehalten und muß hier nicht weiter ausgeführt werden.

Menschen über 65 Jahre

Diastolischer Druck

Der 2., niedrigere Wert der Blutdruckmessung gibt an, welcher Druck noch in den Gefäßen besteht, wenn der Herzmuskel in der Diastole erschlafft. Da er von der Elastizität der Aorta und größeren Arterien abhängig ist, mißt man diesem Wert grundsätzlich größere Bedeutung als dem systolischen Wert bei, denn er zeigt unter anderem eine fortschreitende Arterienverkalkung an.

Größere Bedeutung

Als idealer Durchschnitt gilt ein diastolischer Blutdruck um 80 mm Hg. Auch davon weichen viele Menschen mehr oder minder stark ab. Nach unten gibt es keine eindeutige Abgrenzung zum Blutunterdruck, aber Werte unter 70–65 mm Hg sprechen zusammen mit einer Senkung des systolischen Werts unter 100 mm Hg für Hypotonie. Nach oben gelten Werte zwischen 85 und 90 mm Hg noch als unbedenklich.

Idealer Wert: um 80 mm Hg

Der kontrollbedürftige Grenzbereich, bei dem individuell beurteilt werden muß, ob schon eine Behandlung erforderlich ist, liegt beim diastolischen Druck zwischen 90 und 95 mm Hg. Darüber hinausgehende diastolische Werte sind eindeutig als zu hoch zu bewerten und müssen in geeigneter Weise behandelt werden.

Grenzbereich

Auch hier gelten für Menschen über 65 Jahre einige Besonderheiten, die nur der Fachmann im Einzelfall berücksichtigen kann.

Blutdruckamplitude

Das Wort Amplitude bedeutet Schwingungsweite und wird in unterschiedlichen Zusammenhängen gebraucht; beim Blutdruck versteht man darunter den Unterschied zwischen dem systolischen und dem diastolischen Wert. Wenn man vom idealen Durchschnittswert 120/80 mm Hg ausgeht, beträgt die Amplitude also 40 mm Hg.

Wichtige Hinweise auf Ursachen von Blutdruckveränderungen

Die Blutdruckamplitude kann wichtige Hinweise auf die Ursachen von Blutdruckveränderungen geben. Die Beurteilung ist allerdings oft zu schwierig, als daß der medizinische Laie sie durchführen könnte, das bleibt immer dem Therapeuten vorbehalten. Deshalb beschränken wir uns darauf, einige Beispiele anzugeben.

Zu kleine Amplitude

- Eine zu kleine Amplitude kann bei Herzschwäche auftreten, wenn die Kraft des Herzmuskels nicht mehr ausreicht, um einen genügend hohen systolischen Druck aufzubauen; ferner deutet eine zu geringe Amplitude nicht selten auf eine Verengung der kleinen Kapillargefäße hin.

Große Amplitude

- Die große Amplitude entsteht häufig bei Arterienverkalkung, wenn die Aorta und die großen Arterien den Druck der Pulswelle nicht mehr elastisch abfangen; der systolische Druck kann dann wegen der Verkalkung relativ hoch liegen, während der diastolische Wert stark abfällt, weil sich die Arterien bei der Erschlaffung des Herzmuskels nicht mehr genügend zusammenziehen und das Blut weiter vorantreiben. Außerdem kann es bei abnorm erweiterten Kapillaren zur großen Amplitude kommen, weil sich das Druckgefälle erhöht und der Druck zu schnell abgebaut wird.

Neben diesen häufigeren Ursachen kommen noch andere Faktoren in Frage, wenn die Amplitude sich auffällig verändert. Darauf muß im Rahmen dieses Buchs nicht weiter eingegangen werden.

Formen des Bluthochdrucks

Abgesehen von der sekundären Hypertonie, die durch andere Krankheiten verursacht wird und hier nicht mehr gesondert besprochen werden muß (siehe Kapitel über körperliche Krankheiten), unterscheidet man 2 große Gruppen des Bluthochdrucks: die essentielle und die renale Hypertonie. Hinzu kommen noch 2 Sonderformen, die den Pfortaderkreislauf der Leber oder den Lungenkreislauf betreffen.

Essentielle Hypertonie

Bei rund 80 % aller Hochdruckkranken besteht eine essentielle (primäre, genuine) Hypertonie. Weil es dabei meist zur Rötung des Gesichts kommt, bezeichnet man diese Verlaufsform auch als „roten Hochdruck“.

Roter Hochdruck

Grundursache

Als Grundursache nimmt man heute einen angeborene Gefäßminderwertigkeit an, die familiär gehäuft auftritt. Sie scheint auch in Beziehung zum Körperbautyp zu stehen, denn athletisch gebaute Menschen und jene, die zu rundlichen Körperformen (Pykniker) und Übergewicht neigen, leiden häufiger darunter.

Andere Ursachen

Allein dadurch muß es aber noch nicht zum ständigen Bluthochdruck kommen. Vielmehr entwickelt sich der essentielle Hochdruck oft erst aus einer der folgenden anderen Formen:

- kurzdauernder, aber häufiger wiederkehrender emotioneller Hochdruck bei Aufregungen und anderen seelisch-nervösen Belastungen, wie sie jeder Mensch im Alltag immer wieder erlebt;
- hormonell bedingter Hochdruck, der häufig in den Wechseljahren bei Frauen, zum Teil aber auch bei Männern beginnt; seltener entsteht er durch die hormonellen Umstellungen während der Pubertät.

Wechselbeziehungen

Außerdem bestehen oft Wechselbeziehungen zwischen dem essentiellen und dem arteriosklerotisch bedingten Bluthochdruck, der infolge der Verhärtung und

Verengung von Arterien bevorzugt bei älteren Menschen entsteht. Eine klare Abgrenzung des essentiellen vom arteriosklerotischen Hochdruck ist praktisch kaum möglich.

Vorwarnung: Blutdruckschwankungen

Nicht selten kündigt sich die essentielle Hypertonie schon längere Zeit vorher mit Blutdruckschwankungen an. Diese werden aber nur dann erkannt, wenn man den Blutdruck nicht nur sporadisch, sondern in regelmäßigen Abständen jeweils mehrere Tage hintereinander zu unterschiedlichen Zeiten kontrolliert. Das ist normalerweise nur durch Selbstmessung möglich. Dabei erkennt man eine Gefährdung rechtzeitig, ehe es zum anhaltenden stabilen Hochdruck mit stärkerer Herz-Gefäß-Belastung kommt.

Schwankender Hochdruck 5–20 Jahre Dauer

Zeit genug bleibt im allgemeinen für diese Früherkennung, denn das Stadium des schwankenden (labilen) Hochdrucks dauert 5–20 Jahre. Es kann also schon während der Pubertät mit den hormonellen Veränderungen beginnen und erst jenseits des 30.–35. Lebensjahrs in den stabilen essentiellen Hochdruck übergehen. Da in dieser Zeit auch schon die ersten stärkeren arteriosklerotischen Veränderungen an den Gefäßen vorliegen können, wird die essentielle Hypertonie oft durch die arteriosklerotische verstärkt.

Renale Hypertonie

Widerstands- oder Drosselungshochdruck

Blasser Hochdruck

Über Nierenschäden als Ursachen des Bluthochdrucks berichteten wir weiter vorne bereits bei den körperlichen Krankheiten. Sie führen zur renalen Hypertonie, die man auch als *Widerstands-* oder *Drosselungshochdruck* bezeichnet. Da die Betroffenen wegen der gestörten Durchblutung meist blaß wirken, spricht man auch vom „blassen Hochdruck“.

Goldblatt-Mechanismen

Erklärt wird der renale Hochdruck durch den Goldblatt-Mechanismus, der von dem gleichnamigen amerikanischen Wissenschaftler 1934 entdeckt wurde. Im Tierversuch engte er eine oder beide Nierenarterien ein; dadurch kam es zur vermehrten Reninausschüttung mit verstärkter Bildung von Angiotensin aus einer Vorstufe, das dann die Arterien krampfhaft verengte und den Blutdruck erhöhte. Dieser Mechanismus läßt sich auch auf den Menschen übertragen.

Verringerte Nierendurchblutung

Die nierenbedingte Hypertonie droht bei allen Nierenleiden, bei denen die Nierendurchblutung verringert wird. Das ist vor allem bei verschiedenen Formen der Nierenentzündung der Fall. Ferner muß an Nierenschrumpfung, Verkalkung der Nierengefäße und Nierenzysten gedacht werden. Als weitere, seltenere Ursachen gelten Nierenschäden während der Schwangerschaft, durch Bleivergiftung, Überdosierung von Vitamin D, zum Teil auch bei allgemeinen Blutstauungen, die neben den Nieren auch andere Körperregionen betreffen.

Unangenehme Diagnose

Zur genauen Diagnose des renalen Hochdrucks müssen zum Teil komplizierte Untersuchungen durchgeführt werden. Sie sind für den Patienten unangenehm und nicht immer unbedenklich, lassen sich aber nicht umgehen, denn erst nach der exakten Diagnose kann eine gezielte Behandlung gegen die Ursachen eingeleitet werden. Vor allem dann, wenn nur eine Niere geschädigt ist, werden umfangreiche Untersuchungen erforderlich.

Pulmonale Hypertonie

Kreislaufsystem

Das Kreislaufsystem wird in den großen Körperkreislauf und den kleinen Lungenkreislauf unterteilt. Diese Einteilung erfolgt willkürlich, denn die beiden Systeme bilden eine funktionelle Einheit, aus methodischen Gründen ist sie aber gerechtfertigt.

Körperkreislauf

Aus der linken Herzkammer wird das Blut in der Systole durch die Aortenklappe in die Körperhauptschlagader gepumpt. Von dieser gehen große Arterien ab, die sich im Körper in zunehmend kleinere Arterien verzweigen und schließlich in die Haargefäße (Kapillargefäße) übergehen, durch deren sehr dünne Wände der Stoffaustausch zwischen Blut und Geweben und umgekehrt stattfindet. Nachdem das Blut die Kapillarnetze durchströmt hat, tritt es zunächst in kleine Venen über, die sich zu größeren Blutadern vereinigen und schließlich in die beiden großen Körperhohlvenen einmünden. Aus diesen gelangt das Blut in den rechten Herzvorhof, der es in die rechte Herzkammer preßt.

Lungenkreislauf

Jetzt beginnt der Lungenkreislauf, in den das Blut durch Zusammenziehung der rechten Herzkammer gelangt. Auf seinem Weg durch die Lungengefäße gibt das Blut Kohlendioxid zur Ausatmung ab und nimmt Sauerstoff auf. Dann fließt das sauerstoffreiche Blut in den linken Vorhof, der es in die linke Herzkammer preßt, wo wieder der Körperkreislauf beginnt.

Ursachen für Hochdruck

Im kleinen Lungenkreislauf kann es unabhängig vom Blutdruck im Körperkreislauf zum Hochdruck kommen. Häufig wird er durch krankhafte Veränderungen an den Lungengefäßen verursacht, wenn diese dem Blut verstärkten Widerstand entgegensetzen. Aber auch die chronische Bronchitis oder das Lungenemphysem rufen die pulmonale Hypertonie hervor. Eine weitere häufige Ursache ist die Schwächung der linken Herzkammer, die zu Blutstauungen mit Druckerhöhung führt. Selten steht ein angeborener Herzfehler dahinter, der die Lungendurchblutung stört.
Diagnose und Therapie des Lungenhochdrucks bleiben stets dem Fachmann vorbehalten, bei Herzfehlern muß oft chirurgisch behandelt werden.

Pfortaderhochdruck

Aufgabe der Pfortader

Die große Pfortader (Vena portae) nimmt das Blut aus den Venen des Magens, Darms, der Milz und Bauchspeicheldrüse auf und leitet es zur Leber. Im Blut sind die vom Darm aufgenommenen Nahrungsbestandteile, Salze und Wasser enthalten, die in der Leber weiterverarbeitet werden müssen. (Fette bilden eine Ausnahme, sie gelangen aus dem Darm über das Lymphsystem in die Vene unter dem Schlüsselbein.)
Das System der kleineren Venen, das in die Pfortader einmündet, wird insgesamt auch als *Pfortaderkreislauf* bezeichnet, aber das ist irreführend, denn es bildet keinen regelrechten Kreislauf.

In der Pfortader besteht normalerweise ein Blutdruck zwischen 8 und 13 mm Hg. Wenn sich das Blut darin durch mechanische Abflußhindernisse staut, kann sich dieser Normwert erheblich erhöhen. Dazu kommt es bei folgenden Erkrankungen:

Erkrankungen, die zum Pfortaderhochdruck führen

- Abflußbehinderungen in der Leber bei chronischer Leberzirrhose (Leberschrumpfung);
- Abflußbehinderungen außerhalb der Leber, wenn die Pfortader oder Lebervene durch Thrombosen, Narben oder Tumoren in Gefäßnähe verengt oder verschlossen wird;
- in selteneren Fällen durch Verengung oder Thrombose in den Venen der Milz.

Folgen des Pfortaderhochdrucks

Der Hochdruck innerhalb der Pfortader führt zur Ausbildung von Kollateralgefäßen (Umgehungsgefäßen), die die Verengung überbrücken sollen. Deshalb treten bei den Betroffenen Hämorrhoiden, Krampfadern in der Speiseröhre, die platzen und zu lebensgefährlichen Blutungen führen können, und Venenerweiterungen in den Bauchdecken um den Nabel herum („Medusenhaupt") auf. Außerdem staut sich Blut in Magen, Darm, Milz und Bauchspeicheldrüse zurück und führt zur Schwellung und Funktionsstörung dieser Organe sowie zur Bauchwassersucht.

Die Behandlung des Pfortaderhochdrucks hängt von den Ursachen ab und bleibt dem Fachmann vorbehalten, der bei den oben genannten Warnzeichen sofort konsultiert werden muß.

Folgekrankheiten der Hypertonie

Hoher Blutdruck heilt nicht von selbst

Der hohe Blutdruck heilt im allgemeinen nicht mehr von selbst. Wenn keine Behandlung erfolgt, verschlimmert er sich meist allmählich und verursacht dann schon bald ernstere Folgekrankheiten, die hauptsächlich das Herz und die Blutgefäße betreffen und nach längerem Siechtum zum Tod führen können. Nach der Statistik stehen Herz-Kreislauf-Krankheiten bei uns

Herz-Kreislauf-Krankheiten

an 1. Stelle der Todesursachen, rund 43 % aller Sterbefälle gehen auf ihr Konto (das sind mehr als an allen Krebskrankheiten zusammen sterben), und bei etwa 60 % dieser Todesfälle spielen Komplikationen der Hypertonie eine entscheidende Rolle.
Auf die Gesamtbevölkerung der Bundesrepublik Deutschland umgerechnet bedeutet das, daß jeder 4. Bundesbürger an den Folgen des Bluthochdrucks stirbt. Aus den anderen westlichen Industrienationen liegen ähnliche Zahlen vor.

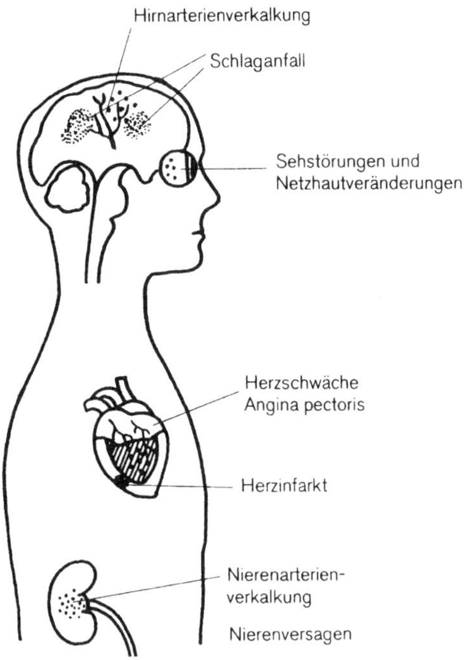

Folgekrankheiten des Bluthochdrucks

Schädigung der Blutgefäße

Belastung für die Blutgefäße

Schon der labile Bluthochdruck, der zu Beginn der essentiellen Hypertonie oft jahrelang besteht, bildet eine Belastung für die Blutgefäße. Sie müssen sich den häufigen Druckschwankungen immer wieder an-

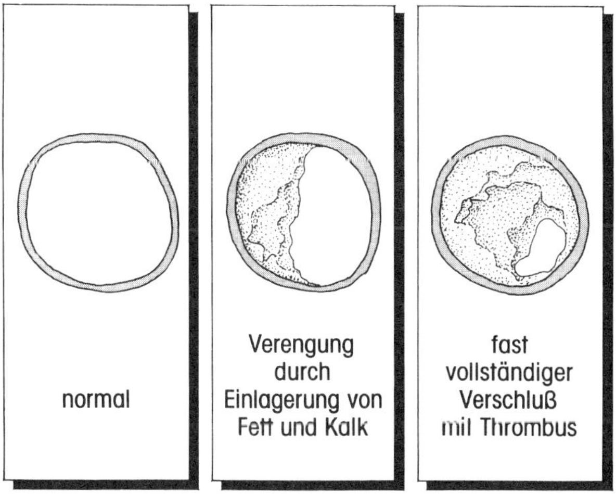

Arteriosklerose in den Arterien

passen und können dadurch nach einiger Zeit derart vorgeschädigt werden, daß sich Kalksalze und Fettstoffe einlagern. Man diskutiert sogar, ob diese Veränderungen des Blutdrucks nicht ein höheres Risiko als der gleichbleibende (stabile) Hochdruck darstellen, aber das ist noch umstritten.

Wenn sich der Blutdruck dann auf zu hohem Niveau stabilisiert hat, schreiten die Schäden an den Arterienwänden weiter fort, bis es schließlich zur ausgeprägten Arterienverkalkung kommt. Dabei werden die Gefäße verhärtet und verengt, können die Pulswelle also nicht mehr elastisch auffangen und setzen dem Blut erhöhten Widerstand entgegen. Das führt zum weiteren Anstieg des Blutdrucks mit noch stärkerer Schädigung der Arterienwände, ein Teufelskreis, der nur noch medikamentös unterbrochen werden kann.

Arterienverkalkung

Die Arterienverkalkung kann auch unabhängig vom Bluthochdruck auftreten und diesen erst hervorrufen. Das läßt sich im Einzelfall oft nicht mehr genau klären und ist für die Behandlung meist auch so müßig wie die bekannte scherzhafte Frage, ob am Anfang die Henne oder das Ei war.

Arteriosklerose kann nur einzelne Gefäßabschnitte oder ausgedehnte Bezirke des Arteriensystems betreffen, das hängt von verschiedenen individuellen Umständen ab. Je ausgedehnter die Verkalkung auftritt, desto schwerer sind im allgemeinen die Symptome; es gibt allerdings auch Ausnahmen, für die man keine Erklärung hat.

Durchblutungs störungen

Wegen der Verengung der Gefäße kommt es vor allem zu Durchblutungsstörungen in den betroffenen Körpergebieten. Sie wirken sich zum Beispiel durch chronisch kalte, bläuliche oder weißlich verfärbte, taube oder kribbelnde Gliedmaßen, Funktionsstörungen der mangeldurchbluteten Organe, Blutstauungen und Muskelschmerzen bei Anstrengungen (typisches Beispiel die Wadenschmerzen beim Gehen) aus.

Schädigung der Netzhaut mit Sehstörungen

Wenn die Arterienverkalkung die Gefäße am Augenhintergrund betrifft, kommt es zur Schädigung der Netzhaut mit Sehstörungen. Durch Betrachtung des Augenhintergrunds kann der Augenarzt die Gefäßveränderung unmittelbar feststellen; diese Untersuchung gehört neben der Blutdruckmessung zu den wichtigsten diagnostischen Maßnahmen bei Hypertonie und Arteriosklerose.

Infolge der Verhärtung der Arterienwände werden diese allmählich brüchig und können unter der Belastung des hohen Blutdrucks schließlich reißen. Dann kommt es zu blauen Flecken in der Haut (wie beim Bluterguß nach stumpfer Verletzung), häufigerem Nasenbluten und schlimmstenfalls zur Hirnblutung (siehe Schlaganfall).

Weitere Komplikationen der Arterienverkalkung

Als weitere Komplikationen der Arterienverkalkung drohen Herzschwäche, Herzinfarkt, Nierenschäden und Embolien an Organ- und Gliederarterien.

Die Gefäßveränderungen können nicht zurückgebildet werden

Die einmal bestehenden arteriosklerotischen Gefäßveränderungen lassen sich nur noch mildern, aber nicht mehr zurückbilden. Zwar gibt es Beobachtungen aus Notzeiten mit extremer Mangelernährung, nach denen sich die Arterienschäden unter solchen Bedingungen wieder zurückzubilden scheinen, aber das ist mit so vielen anderen Risiken verbunden, daß man darauf natürlich keine Therapie begründen kann. So bleibt also nur die Vorbeugung durch Ausschluß aller vermeidbaren Risikofaktoren, zu denen neben Fehlern der Ernährungs- und Lebensweise auch der hohe Blutdruck gehört. Das schützt zwar nicht vollkommen vor Arteriosklerose, denn sie steht auch mit natürlicher Gefäßalterung in Zusammenhang, aber die schwerwiegendsten Folgen lassen sich meist vermeiden.

Nierenschäden

Erkrankungen der Nieren können am Anfang der renalen Hypertonie stehen, aber auch erst im Verlauf des Bluthochdrucks auftreten, der zunächst unabhängig von den Nieren entstand. Der hohe Blutdruck begünstigt oft die Verkalkung der Nierenarterien, wobei besonders die kleinsten Gefäße (Arteriolen) betroffen sind. Dadurch kommt es zur Mangeldurchblutung der Nieren mit vermehrter Ausschüttung von Renin, das den Blutdruck weiter erhöht und durch Verkrampfungen der Gefäße die Nierendurchblutung weiter vermindert.

Mangeldurchblutung der Nieren mit vermehrter Reninausschüttung

Als Endstadium dieser *Nephrosklerose* droht die arteriosklerotische Schrumpfniere mit Verkleinerung der Nieren durch Untergang ihres Gewebes, das teilweise durch minderwertiges Narbengewebe ersetzt wird.

Schrumpfniere

Die chronische Krankheit beginnt oft schleichend ohne nennenswerte Beschwerden, ihre ersten Symptome (wie Knöchelschwellungen und Atemnot) weisen nicht selten eher auf eine Herzkrankheit hin. Im weiteren Verlauf kommt es zu anhaltenden Kopfschmerzen, Blutarmut, Blässe, Nasenbluten, Schwindel und Blutdruckerhöhung auf 200 mm Hg und mehr, außerdem zu Herzbeschwerden, Veränderungen an den Augen mit Sehstörungen und Behinderungen der Harnentleerung. Schwellungen durch Wasseransammlungen treten erst im Spätstadium und dann stets infolge der Herzschwäche auf.

Verlauf der Krankheit

Alle diese Symptome erklären sich aus dem beginnenden Nierenversagen mit Zurückhaltung von Stoffen, die mit dem Urin ausgeschieden werden müßten. Zunächst kann der Körper diesen Zustand noch ausgleichen, aber rasch versagt diese Kompensation. Der

Tod tritt meist durch Harnvergiftung, Herzversagen oder Schlaganfall ein.

Bösartige Form

Neben dieser langsam verlaufenden Form gibt es noch eine besonders bösartige, die relativ schnell zum Tod meist durch Kreislaufversagen führt. Sie entsteht durch eine allgemeine entzündliche Gefäßveränderung, die oft durch Bleivergiftung oder die Geschlechtskrankheit Syphilis ausgelöst wird und den Blutdruck extrem (bis über 300 mm Hg) erhöht.

Herzinfarkt

Mehrarbeit des Herzens bei Bluthochdruck

Zu hoher Blutdruck erfordert vom Herzen erhebliche Mehrarbeit, denn es muß ständig gegen einen hohen Widerstand anpumpen. Dieser Überforderung wird das Herz einige Zeit klaglos gerecht, allmählich erschöpft sich aber seine Kraft, wenn die Hypertonie nicht behandelt wird.

Zunächst verdicken sich die Herzwände, weil mehr Muskelfasern die Kraft des Herzmuskels erhöhen sollen. Später kann es dann aber zur krankhaften Erweiterung des Herzens als Folge der ständigen Überanstrengung kommen, und die Herzkraft läßt nach. Außerdem treten anfallsweise Herzschmerzen (Angina pectoris) auf, weil die Blutversorgung des Herzens nicht mehr für die dauernd erhöhte Belastung ausreicht. Diese Schmerzen, die in den linken Arm ausstrahlen und von Angst begleitet werden, können schon recht stark sein; sie treten vor allem bei und nach körperlichen oder seelisch-nervösen Belastungen auf.

Angina pectoris

Im weiteren Verlauf wird das chronisch überforderte, mangeldurchblutete Herz zunehmend geschwächt und kann schließlich versagen, weil es der Anstrengung nicht mehr gewachsen ist.

Weitere Schwächung des Herzens

Darüber hinaus gilt der Hochdruck als einer der Hauptrisikofaktoren für den Herzinfarkt. Die ständige Belastung der Blutgefäße betrifft auch die Herzkranzarterien, die den Herzmuskel mit Blut versorgen. Sie verkalken vorzeitig und verengen sich zunehmend. Das führt zunächst meist zur Angina pec-

Hochdruck ist einer der Hauptrisikofaktoren

toris mit anfallsweisen Herzschmerzen, später droht bei weiterer Verkalkung der Herzkranzgefäße schließlich die Bildung eines Blutpfropfs (Thrombus), der eine Herzkranzarterie vollständig verlegt. Dann ist ein Herzinfarkt entstanden, und das von der Blutversorgung abgeschnittene Herzmuskelgewebe stirbt rasch ab. Der Infarkt kann sofort oder innerhalb einiger Wochen tödlich enden.

Andere Risiken des Herzinfarkts

Neben dem Bluthochdruck sind auch noch andere Risiken an der Infarktentstehung beteiligt, vor allem zu hohe Blutfettwerte, Streß und andere seelisch-nervöse Belastungen. Dabei handelt es sich also im Grunde um die gleichen Faktoren, die auch den zu hohen Blutdruck begünstigen. Sie müssen frühzeitig ausgeschaltet werden, um den Infarkt zu vermeiden. Da ein 2. oder weiterer Infarkt häufiger als der 1. tödlich endet, kommt vor allem dessen Vorbeugung große Bedeutung zu.

Schlaganfall

Der Schlaganfall gehört ebenfalls zu den gefürchteten Komplikationen des zu hohen Blutdrucks. Man versteht darunter plötzlich (schlagartig, daher Schlaganfall) auftretende oder sich allmählich entwickelnde, unterschiedlich schwere Ausfallerscheinungen des Gehirns, die oft mit schweren Bewußtseinsstörungen bis hin zum tiefen Koma einhergehen.

2 Formen

Grundsätzlich kennt man die folgenden beiden Formen des Schlaganfalls:

Erweichung des Gehirns

- *Erweichung des Gehirns bei Durchblutungsstörungen*, die häufigste Form, die meist alte Menschen nach dem 70. Lebensjahr betrifft; dabei wird die Durchblutung häufig durch Verkalkung von Hirngefäßen derart gestört, daß es zur Erweichung der von der Blutversorgung abgeschnittenen Gehirnteile kommt. Oft spielt dabei auch noch der Blutdruckabfall im Schlaf, während der Entspannung nach stärkeren körperlichen und/oder seelisch-nervösen Belastungen oder im Anschluß an eine schwere Mahlzeit zusätzlich eine Rolle, der bei Gesunden ohne Folgen bleibt. Bei etwa 10 % der Betroffenen kommt es wegen einer Thrombose im Gehirn zur Durchblutungsstörung. Bluthochdruck trägt in solchen Fällen mit zum Schlaganfall bei, weil er die Verkalkung der Hirnarterien begünstigt.

Hirnblutung durch Zerreißen von Arterien

- *Hirnblutung durch Zerreißen von Arterien mit Eindringen von Blut in die Gehirnkammern.* Diese Form betrifft zu 90 % Patienten, die erst 40–50 Jahre alt sind; 80 % von ihnen leiden unter hohem Blutdruck, der die überforderten Gehirngefäße schließlich zum Reißen bringt. Die Symptome treten meist plötzlich am Tag auf, oft im Zusammenhang mit zu hohem Alkoholkonsum (deshalb besonders oft an Wochenenden) und führen bei über der Hälfte der Patienten zur Bewußtlosigkeit bis zum tiefen Koma.

Unterschiedliche Symptome

Der Schlaganfall verursacht unterschiedliche Symptome, abhängig davon, welche Gehirnregion betroffen wird. Da zwischen den einzelnen Hirnarterien viele Querverbindungen bestehen, kann der Verschluß einer Arterie zum Teil wieder ausgeglichen werden, so daß keine Ausfallerscheinungen bemerkt werden. Wird die Gesamtdurchblutung des Gehirns für 8–10 Minuten stark gedrosselt, tritt der Hirntod ein.

Hirntod

In typischen Fällen verursacht der Schlaganfall eine plötzliche, seltener im Verlauf von Stunden deutlicher werdende halbseitige Lähmung. Sie tritt meist im Schlaf oder aus scheinbar völliger Gesundheit auf, manchmal gehen ihr aber auch stundenlange Kopfschmerzen voraus. Rund die Hälfte der Patienten verliert für kurze oder längere Zeit das Bewußtsein. Die Lähmungen sind anfangs schlaff, später krampfartig.

Halbseitige Lähmung

Dauernde Folgen

Wird der Anfall überlebt, bleiben oft unterschiedlich schwere Lähmungen zurück. Außerdem treten je nach Sitz der Gehirnschädigung Sprach- und Sehstörungen auf, die ebenfalls nicht immer vollständig beseitigt werden können.

Erfolgreiche Vorbeugung und Therapie des Bluthochdrucks

Die in diesem Buch beschriebenen Risiken verdeutlichen eindringlich die Bedeutung der Vorbeugung oder frühestmöglichen, wenn nötig lebenslangen Behandlung des Bluthochdrucks. Sie allein kann verhindern, daß im Lauf der Zeit nicht mehr rückgängig zu machende, teils akut lebensbedrohliche Gefäß-, Herz-, Gehirn- und Nierenschäden auftreten.

Reform aller Fehler der Ernährung und Lebensweise

Im Mittelpunkt der Vorbeugung steht die Reform aller Fehler der Ernährungs- und Lebensweise, die einen zu hohen Blutdruck begünstigen. Das kann auch zur Behandlung genügen, zumindest aber die vom Fachmann verordneten Heilverfahren wirksam unterstützen.

Zum Teil lassen sich auch chemische Arzneimittel nicht vermeiden, obwohl sie zu erheblichen Nebenwirkungen führen können. Deshalb sollten sie so bald wie möglich durch besser verträgliche Naturheilmittel ersetzt werden, wenn der Therapeut zustimmt.

> Selbständig darf man die fachmännische Verordnung nie ändern, sonst läuft man Gefahr, daß sich der Blutdruck auch nach völliger Normalisierung wieder erhöht.

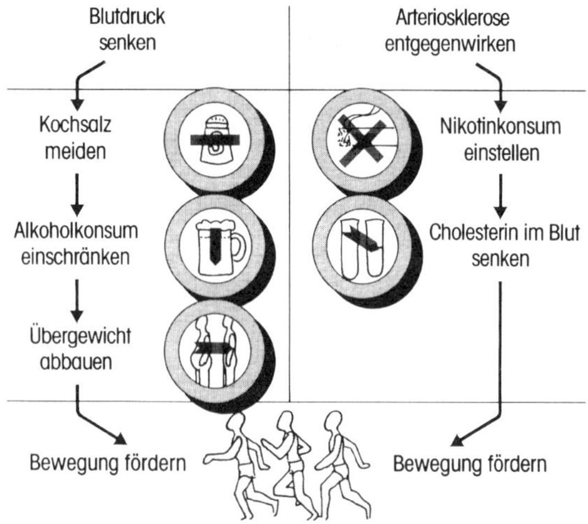

Allgemeine Maßnahmen bei Bluthochdruck

Gesunde Ernährung und Lebensweise

Fehler der Ernährung sind weit verbreitet

Fehler der Ernährung und Lebensführung sind heute in allen westlichen Industrienationen weit verbreitet. Sie tragen maßgeblich mit zum Anstieg der Zivilisationskrankheiten des heutigen Menschen bei, die oft das Herz-Gefäß-System betreffen; auch der Bluthochdruck gehört dazu.

Eine Reform dieser Verhaltensfehler spielt in der Vorbeugung und Behandlung des hohen Blutdrucks eine wichtige Rolle. Das ist zwar nicht so bequem wie die tägliche Tablette, richtet sich aber gegen die Grundursachen der Hypertonie, schafft also die Voraussetzungen zur Heilung oder dauerhaften Besserung.

Vollwertige salzarme Kost

Gesunde Ernährung ist Grundlage der Vorbeugung und Behandlung

Die gesunde Ernährung bildet die Grundlage der Vorbeugung und Behandlung des Bluthochdrucks, da sich heute die meisten Bewohner der westlichen Industrienationen falsch ernähren. Wegen der Bedeutung des

Kohsalzes bei der Hypertonie muß man vor allem auf salzarme Kost achten, aber das allein genügt nicht. Der Blutdruck kann sich ja auch durch Arterienverkalkung und Übergewicht erhöhen, die mit zu reichlicher Kalorien-(vor allem Fett-)zufuhr zusammenhängen. Auch solche Risiken müssen konsequent ausgeschaltet werden.

Umgewöhnung

Rückkehr zur gesunden Vollwertkost bedeutet zunächst eine Umgewöhnung, die vielen Menschen schwerfällt. Die alten falschen Ernährungsgewohnheiten, die oft schon in der Kindheit eingeübt wurden, sitzen sehr tief und lassen sich nicht von heute auf morgen verlernen.

Anfängliche Widerstände

Wenn man die anfänglichen Widerstände überwunden hat, wird die gesunde Ernährung aber zur guten Gewohnheit, auf die man nicht mehr verzichten will, und man trauert der früheren Kost nicht mehr nach.

Vollwertkost fördert Eigengeschmack der Speisen

Auf Gaumenfreuden muß man dabei keineswegs verzichten, gerade die Vollwertkost bringt den Eigengeschmack der Speisen wieder richtig zur Geltung, der in der üblichen Kost durch Übersalzen und falsche Zubereitung fast „erschlagen" wird.

> Gesunde Ernährung führt dem Körper alle Nähr- und Vitalstoffe zu, die er benötigt, enthält aber nicht mehr Kalorien, als unbedingt erforderlich sind, damit kein Übergewicht entsteht.

Für die Auswahl und Zusammenstellung der Vollwertkost gelten die nachstehenden Grundsätze.

Kochsalz und andere Gewürze

Einschränkung von Kochsalz

Die Einschränkung des Kochsalzverzehrs ist unentbehrlich zur Vorbeugung und Therapie des Bluthochdrucks.

2–3 g täglich genügen

Zwar benötigt der Organismus täglich 2–3 g dieses Mineralstoffs, aber dieser Bedarf wird allein durch den natürlichen Salzgehalt der Nahrung gedeckt, so daß beim Verzicht auf das Würzen mit Salz kein Mangel entsteht. Probleme ergeben sich lediglich aus dem Geschmack, denn die meisten Menschen sind von

Kindesbeinen an gewöhnt, zu reichlich gesalzene Nahrung zu verzehren, und empfinden das ungesalzene Essen als fad. Sobald sie sich aber umgestellt haben, vermissen sie das Kochsalz überhaupt nicht mehr und möchten kein gesalzenes Essen mehr verzehren.

Kräuter zum Würzen

Ungesalzene Nahrung muß nicht fad und langweilig schmecken, denn zum Würzen gibt es zahlreiche Kräuter.

Knoblauch und Zwiebeln

Beim Bluthochdruck sind vor allem Knoblauch und Zwiebeln zu empfehlen, da sie die Arterien vor Verkalkung schützen und den Blutdruck schonend normalisieren können. Darüber hinaus gibt es noch zahlreiche andere Kräuter, die man je nach Geschmack zum Würzen gebrauchen kann, zum Beispiel Basilikum, Rosmarin, Salbei, Thymian oder Wacholder.

Salzersatzmittel

Wer auf salzigen Geschmack nicht verzichten will, erhält heute auch Salzersatzmittel, die kein Kochsalz enthalten, aber ähnlich schmecken. Unbedingt notwendig sind sie jedoch nicht, wenn man bereit ist, den anderen Geschmack ungesalzener Speisen zu akzeptieren. Das fällt nach kurzer Umgewöhnung nicht schwer und vermittelt ganz neue Gaumenfreuden, weil man den Eigengeschmack der Speisen wieder wahrnimmt.

Zur Vorbeugung von hohem Blutdruck muß nicht streng auf Kochsalz verzichtet werden, wenn man die Zufuhr auf insgesamt 5–6 g täglich einschließlich des natürlichen Salzgehalts der Nahrung (er macht etwa 2–3 g aus) beschränkt.

Kochsalzeinschränkung auf 5–6 g pro Tag kann erreicht werden durch:

- Kein Extrasalz: kein Kochsalz bei der Zubereitung der Gerichte
- Bei Tisch nicht salzen, sondern würzen
- Frische Lebensmittel bevorzugen
- Meiden von Lebensmitteln mit hohem Kochsalzgehalt (Natrium über 400 mg/100 g bzw. Kochsalz über 1 g/100 g Lebensmittel)
- Ausgleich durch Obst-Reis-Tag oder Pellkartoffel-Quark-Tag, wenn „Fest-Tag“ mit hoher Kochsalzaufnahme (Restaurantessen) vorausgegangen ist

Eiweißversorgung

Das Eiweiß ist als Baustoff der lebenden Substanz unbedingt notwendig. Aber 1–1,2 g Eiweiß je Kilogramm Körpergewicht am Tag – wie immer noch häufig empfohlen wird – benötigt der Organismus keineswegs. Das kann nach neueren Erkenntnissen der Gesundheit sogar schaden; unter anderem fördert der Eiweißüberschuß der heute üblichen Zivilisationskost die Arterienverkalkung und damit indirekt auch den zu hohen Blutdruck.

Eiweißüberschuß fördert Arterienverkalkung

Der tägliche Mindestbedarf an Eiweiß (Eiweißminimum) liegt zwischen 20 und 25 g. So wenig Eiweiß sollte man aber nur ausnahmsweise zuführen, wenn der Therapeut ausdrücklich eine eiweißarme Diät verordnet hat.

Täglicher Mindestbedarf

Im allgemeinen enthält die gesunde Vollwertkost täglich 0,6–0,7 g Eiweiß je kg Körpergewicht, das entspricht bei 65 kg also 40–45 g. Damit wird der Bedarf vollständig gedeckt und noch eine Reserve für besondere Beanspruchungen geschaffen.

Üblicher Gehalt in Vollwertkost

Unter hohen Belastungen und im Alter können auch 0,8–0,9 g Eiweiß je kg Körpergewicht am Tag notwendig sein, höher darf man aber grundsätzlich nicht gehen.

Wichtig ist nicht allein die Eiweißmenge insgesamt, sondern auch der biologische Wert des Eiweißes. Er ergibt sich aus dem Körpereiweiß, das aus dem Nahrungseiweiß hergestellt werden kann. Je mehr lebenswichtige Aminosäuren (Bausteine für körpereigenes Eiweiß) die Nahrung enthält, desto mehr Körpereiweiß kann der Organismus daraus herstellen. Da tierische Nahrungsmittel das biologisch höchstwertige Eiweiß enthalten, scheinen sie auf den ersten Blick unentbehrlich, aber das trifft nur für die Milchprodukte zu, auf Fleischwaren kann man bedenkenlos verzichten. Dafür müssen dann aber pflanzliche Nahrungsmittel mit hochwertigem Eiweiß bevorzugt werden, vor allem die Hülsenfrüchte. Ohnehin kommt es nicht auf die Eiweißwertigkeit der einzelnen Nahrungsmittel an, sondern darauf, wie sie mit-

Biologischer Wert des Eiweißes ist wichtig

Eiweiß wird aus Aminosäuren gebildet

Milchprodukte sind besonders wichtig

Hülsenfrüchte

einander zu vollwertigen Mahlzeiten kombiniert werden, denn dann ergänzen sich die Aminosäuren der verschiedenen Nahrungsbestandteile.

Milchprodukte

Milchprodukte stehen im Mittelpunkt der Eiweißversorgung. Sie werden bevorzugt in Form gesäuerter Nahrungsmittel verzehrt, wie Joghurt, Quark, Kefir, Butter- und Sauermilch, die oft besser als Vollmilch vertragen werden, zum Teil erheblich weniger Kalorien als diese enthalten und dem Körper die für die Darmflora und verschiedene Stoffwechselvorgänge notwendige Milchsäure zuführen.

Rechtsdrehende Milchsäure

Man muß allerdings darauf achten, daß es sich um Milchprodukte handelt, die Milchsäure in der gesunden rechtsdrehenden Form enthalten, denn die chemisch etwas andere linksdrehende Milchsäure schadet der Gesundheit sogar.

Eier sind nicht unbedenklich

Auch Eier enthalten hochwertiges Eiweiß, sind aber wegen ihres Gehalts an dem fettartigen Cholesterin nicht unbedenklich. Auch wenn inzwischen umstritten ist, ob Cholesterin aus der Nahrung tatsächlich die Arterienverkalkung so stark fördert, wie man gemeinhin annimmt, empfiehlt sich wenigstens so lange Zurückhaltung, bis diese Frage endgültig geklärt ist.

Nicht mehr als 2 Eier wöchentlich

Mehr als 2 Eier sollten deshalb wöchentlich nicht gegessen werden, bei zu hohen Blutcholesterinwerten verzichtet man am besten ganz darauf, um kein unnötiges Risiko einzugehen.

Fleischwaren sind entbehrlich

Fleischwaren sind in der vollwertigen Kost entbehrlich, man muß sich aber nicht streng vegetarisch ernähren, um gesund zu bleiben. Der heute übliche übermäßige Verzehr von Fleischwaren sollte aber deutlich eingeschränkt werden; mehr als 1mal täglich, besser nur 3- bis 4mal wöchentlich ißt man keine Fleischwaren, die auch nicht als Hauptgericht, sondern nur als Beilagen zur pflanzlichen Kost verwendet werden sollen.

Fisch ist empfehlenswert

Zu empfehlen ist Fisch, denn er enthält Omega-3-Fettsäuren, die der Arterienverkalkung entgegenwirken. Er sollte deshalb häufiger als heute üblich anstelle anderer tierischer Nahrungsmittel verzehrt werden (siehe auch bei der Fettversorgung).

Fettversorgung

Ohne Eiweiß kann man nicht längere Zeit auskommen, auf Fette dagegen läßt sich lange Zeit fast völlig verzichten. Sie führen dem Körper vorwiegend Kalorien für die Energiegewinnung zu und werden als Reserve in Fettzellen gespeichert, wenn man mehr davon verzehrt, als für die körperliche Tätigkeit verbraucht wird. Dann entsteht im Lauf der Zeit erhebliches Übergewicht, das Arterienverkalkung und Bluthochdruck begünstigt. Ein kleiner Teil der Fette wird für die Aufnahme der fettlöslichen Vitamine A, D, E und K sowie wegen der hochungesättigten Fettsäuren verwendet, die als Schutz- und Reglerstoffe ähnlich wie Vitamine (daher auch als „Vitamin F" bezeichnet) im Körper wirken. Schließlich dient ein Teil des Fetts als Stützsubstanz zum Beispiel an den Hand- und Fußflächen.

Zufuhr von Kalorien

Übergewicht

Die übermäßige Zufuhr falscher Fette gefährdet das Herz-Gefäß-System erheblich. In der heute üblichen Zivilisationskost sind im Durchschnitt 100–130 g Fett täglich enthalten, zum Teil sogar noch mehr. Damit übersteigt die Fettversorgung den tatsächlichen Bedarf, der bei normaler körperlicher Beanspruchung ungefähr 60 g am Tag beträgt, um das Doppelte oder mehr. Größtenteils handelt es sich dabei auch noch um tierische Fette, die vorwiegend gesättigte und einfach ungesättigte Fettsäuren zuführen, während die für die Gesundheit des Herz-Gefäß-Systems wichtigen mehrfach (hoch-) ungesättigten Fettsäuren zu kurz kommen.

Fettversorgung übersteigt den Bedarf

Die gesunde Vollwertkost beschränkt die tägliche Fettzufuhr auf höchstens 60 g. Davon sind noch 10–15 g als „versteckte", in den Nahrungsmitteln schon enthaltenen Fette abzuziehen, so daß als Koch- und Streichfette höchstens 40–45 g am Tag übrig bleiben.

Höchsten 60 g Fett/Tag

Je 1/3 dieser Fette sollte in Form hochwertiger pflanzlicher Öle (vor allem Getreidekeim- und Distelöl) und daraus hergestellter Diätmargarinen verwendet werden, denn darin ist ausreichend „Vitamin F" enthalten, das im Gegensatz zu den gesättigten und einfach

Drittelung

ungesättigten Fettsäuren vor Arterienverkalkung und zu hohen Blutfettwerten schützen kann.

Diese Öle und Margarinen dürfen aber nicht erhitzt werden, sonst büßen sie sehr viel an Wert ein; man verwendet sie also hauptsächlich zur Rohkost und als Brotaufstrich.

Butter

Das restliche Drittel Fett kann aus Butter bestehen, die aber entbehrlich ist und durch Diätmargarine ersetzt werden kann; sie enthält vorwiegend gesättigte und einfach ungesättigte, aber nur wenig hochungesättigte Fettsäuren und außerdem auch noch Cholesterin.

Fischöl mit Omega-3-Fettsäuren

Eine Rolle spielt bei der Fettversorgung auch noch das Fischöl, in dem man hochwertige Omega-3-Fettsäuren nachwies. Diese gehören zu den mehrfach ungesättigten, für Herz und Gefäße nützlichen Fettsäuren. Ihre Bedeutung erkannte man bei Untersuchungen von Eskimos, die sich sehr fettreich ernähren, aber trotzdem nur sehr selten einen Herzinfarkt erleiden. Diese auf den ersten Blick widersprüchliche Tatsache erklärt sich aus der Schutzwirkung der Omega-3-Fettsäuren, die Eskimos mit ihrer fischreichen Ernährung reichlich zuführen.

Beispiel Eskimos

Das Fischöl gilt inzwischen als so wichtig, daß man es auch als Diätmittel in Form von Fischölkapseln anbietet. Diese können längere Zeit zur Vorbeugung und ergänzenden Therapie der Arteriosklerose und ihrer Folgekrankheiten verabreicht werden und tragen indirekt auch zur Normalisierung des Bluthochdrucks bei.

Fischölkapseln

> So wertvoll die hochungesättigten Fettsäuren für die Gesundheit auch sind, im Übermaß darf man sie nicht verwenden, sonst kommt es – wie durch andere Fette auch – bald zum schädlichen Übergewicht. Außerdem scheint zu reichliche Fettzufuhr – gleichgültig, in welcher Form – verschiedene Krebskrankheiten zu begünstigen.

Kohlenhydratversorgung

Hauptanteil der gesunden Kost

Die Kohlenhydrate bilden den Hauptanteil der täglichen gesunden Kost. Neben Kalorien führen die pflanzlichen Kohlenhydratträger dem Körper vor allem Vitamine, Mineralstoffe, Spurenelemente, Enzyme und Ballaststoffe zu, die als Vitalstoffe für die Erhaltung oder Wiederherstellung der Gesundheit erforderlich sind. Das setzt aber voraus, daß man sie möglichst naturbelassen verwendet, denn bei der Denaturierung durch Erhitzen oder industrielle Veränderungen gehen viele Vitalstoffe unnötig verloren.

Vitalstoffe

30–50 % Rohkost

Mindestens 30 %, besser bis zu 50 % der Kohlenhydrate sollten als Rohkost verzehrt werden, und zwar am Beginn jeder Mahlzeit vor allen anderen Speisen.

Obst und Salate

Dazu eignen sich vor allem frisches Obst und Salate, aber auch verschiedene Gemüse, die man als Rohkostplatten in bunter Mischung zubereitet.

Müsli und Frischkornbrei

Außerdem gehören unbedingt Müsli und Frischkornbrei aus vollem Korn zur täglichen Vollwertkost, die man am besten morgens oder als kleine Zwischenmahlzeit vormittags oder nachmittags verzehrt.

Flüssige Rohkost

Schließlich sollte man auch noch ausreichend „flüssige Rohkost" in Form naturbelassener Obst- und Gemüsesäfte zu sich nehmen.

Was roh nicht verzehrt werden kann, bereitet man schonend durch Erhitzen zu, das so kurz wie möglich erfolgen muß, damit viele Vitalstoffe erhalten bleiben.

Die Bedeutung der pflanzlichen Kost für Hochdruckkranke wird durch neue Untersuchungen erhärtet, nach denen Kalium (ein Mineralstoff, der hauptsächlich in Obst und Gemüse enthalten ist) mit zur Vorbeugung und Therapie des hohen Blutdrucks beizutragen scheint.

Kalium schützt vor Hochdruck

Schon länger bekannt ist die Kaliumschutzwirkung für das Herz, das durch den hohen Blutdruck gefährdet wird. Aber auch die anderen Vitalstoffe in der pflanzlichen Nahrung, vor allem Magnesium, dienen der ergänzenden Vorsorge und Behandlung, müssen also ausreichend mit der Nahrung und bei Bedarf zusätzlich als Arzneimittel zugeführt werden.

Magnesium

Denaturierte Kohlenhydrate

Ungeeignet zur gesunden Kost sind alle industriell „verfeinerten“ oder auf andere Weise denaturierten Kohlenhydratträger. Dazu gehören vor allem Back- und Teigwaren aus Weißmehl, Industriezucker und andere Süßigkeiten. Sie enthalten kaum noch Vitalstoffe, sondern hauptsächlich „leere“ Kalorien, tragen also nichts zur Gesundheit bei und fördern nur indirekt Übergewicht, Arterienverkalkung und Bluthochdruck.

Getränke

Neben der festen Nahrung muß man in der Vollwertkost auch die Getränke beachten. Ob Hochdruckpatienten die Flüssigkeitszufuhr einschränken müssen, hängt vor allem davon ab, ob und wie schwer das Herz schon geschädigt ist; grundsätzlich sollten sie die normale Trinkmenge von 1,5–2 l täglich aufnehmen, sofern der Therapeut keine Reduzierung verordnet hat.

1,5–2 l Flüssigkeit pro Tag

Kräutertee

Gut eignen sich als Getränke verschiedene Kräutertees, die mild beruhigend wirken und dadurch die Blutdrucksenkung unterstützen. Dazu gehören vor allem Baldrian, Hopfen und Melisse, die 3 klassischen Beruhigungsmittel der Kräuterheilkunde, die bei richtiger Dosierung am Tag nicht müde machen. Zum Schutz der Gefäße kann außerdem Ackerschachtelhalm, zur Stärkung des Herzmuskels Weißdorn empfohlen werden. Außerdem wirken noch Lavendel und Rosmarin günstig auf die Spannung der Blutgefäße. *

Baldrian, Hopfen und Melisse

Allein genügen Heiltees allerdings kaum zur Ausheilung des Bluthochdrucks, dazu sind pflanzliche Arzneimittel angezeigt, auf die wir später noch ausführlich eingehen. Sie unterstützen aber die anderen Behandlungsmaßnahmen.

Im Durchschnitt nimmt man 2–4 Tassen Kräutertee am Tag ein; Zucker fügt man wegen der unnötigen

* Näheres dazu finden Sie in dem Ratgeber *Heilpflanzen – Die wichtigsten Arten und ihre Anwendung* von Apotheker Mannfried Pahlow, Dr. Werner Jopp Verlag, Wiesbaden, ISBN 3-926955-03-1.

Kalorienzufuhr nicht bei, allenfalls etwas Honig zur Geschmacksverbesserung.

Darüber hinaus können auch noch andere Kräutertees ohne spezielle Wirkung auf den Blutdruck je nach Durstgefühl getrunken werden, z. B. Hagebuttentee oder fertige Teemischungen, die zum Beispiel als Frühstücks-, Früchte- oder Gesundheitstee angeboten werden. Bei diesen Fertigtees muß man darauf achten, daß sie keine abführenden Kräuter enthalten, denn der ständige Gebrauch von Abführmitteln – auch der angeblich unschädlichen pflanzlichen – gefährdet die Gesundheit.

Fertigtees

Grundsätzlich bestehen bei Bluthochdruck auch keine Bedenken gegen den koffeinhaltigen Schwarztee, denn er verschlimmert den Hochdruck kaum. Er darf aber nicht zu stark zubereitet werden. Am besten nimmt man täglich nicht mehr als 2 Tassen ohne Zukker zu sich, allenfalls mit etwas Honig; wegen der besseren Verträglichkeit kann etwas Milch dazugegeben werden.

Schwarztee

Auch auf Kaffee muß, wenn nicht ausdrücklich verordnet, nicht strikt verzichtet werden. Man sollte aber röststoff- und koffeinarme Sorten bevorzugen und darf ihn nicht zu stark zubereiten. Täglich 2, besser nur 1 Tasse sind erlaubt. Auf Zucker verzichtet man, Milch sollte wegen der besseren Verträglichkeit stets zugefügt werden.

Kaffee

Wer glaubt, morgens nur mit einigen Tassen Kaffee richtig munter zu werden, sollte es einmal mit dem mild anregenden Rosmarintee versuchen. Er wirkt oft ähnlich gut, ist aber besser verträglich.

Rosmarintee

Mineralwässer eignen sich ebenfalls gut als Getränk, insbesondere wenn sie viel Kalzium und Magnesium enthalten. Allerdings muß man unbedingt auf einen niedrigen Natrium- und Chloridgehalt achten, die zusammen mit den anderen anorganischen Bestandteilen auf dem Flaschenetikett angegeben werden; zum Teil enthalten die Mineralwässer nämlich sehr viel Natrium und Chlorid (ergibt zusammen Kochsalz) und können dann Menschen mit Bluthochdruck gefährden.

Mineralwasser

Obst- und Gemüsesäfte

Die „flüssige Rohkost“ in Form von Obst- und Gemüsesäften wurde bei den Kohlenhydraten bereits empfohlen. Wichtig dabei ist, daß die Säfte keinen Zucker oder andere Zusätze enthalten, sondern ausdrücklich als naturbelassen gekennzeichnet sind. Sie tragen durch ihren Gehalt an Vitalstoffen zur Gesundheit bei, wobei für Hochdruckkranke vor allem der Kaliumgehalt von spezieller Bedeutung zu sein scheint.

Alkohol

Bleibt schließlich die Frage, ob alkoholische Getränke erlaubt sind oder gemieden werden müssen. Das läßt sich immer nur im Einzelfall durch den Therapeuten beantworten. Grundsätzlich gilt, daß Tagesmengen unter 30 g reinem Alkohol – das entspricht etwa 1 Flasche Bier oder 1/4 l Wein – den Blutdruck nicht nennenswert erhöhen. Wein und Bier scheinen in dieser Dosierung sogar eine gewisse Schutzwirkung auf Herz und Gefäße auszuüben (um Mißverständnisse zu vermeiden: Notwendig ist er zur Vorbeugung natürlich nicht).

Wein und Bier haben eine Schutzwirkung auf Herz und Gefäße

Darüber hinausgehende Alkoholmengen können den Blutdruck aber erheblich steigern, insbesondere wenn sie in Form harter Alkoholika und/oder regelmäßig zugeführt werden. Besonders gefährlich sind gelegentliche alkoholische Exzesse, z. B. am Wochenende, weil sie schon bei Menschen unter 40 Jahren zum Schlaganfall führen können. Entscheidend kommt es also auf die Umstände des Einzelfalls und die richtige Dosierung an.

Alkoholische Exzesse sind gefährlich und können zum Schlaganfall führen

Alkohol ist kalorienreich

Vergessen darf man aber auch nicht, daß Alkohol sehr kalorienreich ist und Übergewicht fördert, das wiederum den Hochdruck begünstigt.

Einfluß auf medikamentöse Wirkung

Außerdem kann Alkohol die Wirkung verschiedener blutdrucksenkender Arzneimittel unerwünscht verstärken und deshalb schon in geringen Mengen die Verkehrstüchtigkeit und Fähigkeit zum Bedienen von Maschinen am Arbeitsplatz stärker herabsetzen. Die Warnhinweise auf den Beipackzetteln der Medikamente müssen unbedingt strikt beachtet werden, sonst macht man sich bei einem Verkehrsunfall auch dann schon strafbar, wenn der Alkoholblutspiegel weit unter 0,8 Promille liegt.

Bewährte Diätkuren

Wenn die Umstellung der Ernährung von der üblichen falschen Zivilisationskost auf Vollwertkost allein nicht ausreicht, können verschiedene Diätkuren zur Vorbeugung und Therapie des Bluthochdrucks durchgeführt werden. Sie entlasten das Herz, tragen zur schonenden Normalisierung der Blutdruckwerte bei und bauen bei Übergewicht die überflüssigen Pfunde ab. Seit langem hat sich die Apfel-Reis-Diät besonders gut bewährt.

Sie entlasten das Herz

Kurze Diätkuren eignen sich auch zur Selbsthilfe, die zum Teil erforderlichen längeren Kuren müssen nach fachmännischer Anweisung ambulant oder im Sanatorium durchgeführt werden. Die regelmäßige Wiederholung kurzer Kuren empfiehlt sich in vielen Fällen zur Vorbeugung oder bei chronischem Krankheitsverlauf.

Apfel-Reis-Tage

Radikalste Diätform

Als radikalste Diätform zur Senkung des Bluthochdrucks hat sich die Apfel-Reis-Diät auch bei schwerer Hypertonie, die auf andere Heilmittel nur unzulänglich anspricht, oft noch gut bewährt. Sie macht Arzneimittel und andere Heilverfahren nicht überflüssig, sondern sorgt als Basistherpie dafür, daß diese besser wirken können. Außer bei Bluthochdruck wird die Diät auch bei manchen Herzkrankheiten und Nierenentzündungen (die zum renalen Hochdruck führen können) empfohlen.

1 kg Äpfel und 300 g Reis täglich

Die Diät besteht aus etwa 1 kg Äpfeln täglich, die gekocht werden müssen, 300 g gekochtem Voll- oder parboiled Reis und 100 g Zucker (zwar ist Zucker in solchen Mengen auf Dauer gesundheitsschädlich, für die Diät aber kann er vorübergehend ohne Risiko gebraucht werden). Das ergibt insgesamt rund 2000 Kalorien täglich, entspricht also nahezu dem durchschnittlichen Kalorienbedarf.

Deshalb eignet sich diese Kur nicht zur Reduzierung von Übergewicht. Vielmehr wirkt die Apfel-Reis-Diät

Wirkung

vor allem durch ihre Kochsalz-, Fett- und Eiweißarmut und sorgt auch dafür, daß viel NaCl aus dem Körper ausgeschwemmt wird. Dadurch werden Herz und Nieren gut entlastet, und die extreme Abweichung von der normalen Lebensweise ruft bei längerer Kur eine Umstimmung des ganzen Körpers mit Anregung seiner Selbstheilungskräfte hervor.

Äpfel, Reis und Zucker werden miteinander vermischt und in 5 Portionen über den Tag verteilt verzehrt.

Vorbeugend alle 1–2 Wochen

Vorbeugend können Apfel-Reis-Tage regelmäßig alle 1–2 Wochen für je 1–2 Tage (z. B. an Wochenenden) durchgeführt werden, ohne daß Gesunde sich dazu mit dem Therapeuten abstimmen müßten. Auch bei leichterem Bluthochdruck eignen sich solche regelmäßig eingeschalteten Diättage zur Ergänzung der übrigen Behandlung.

Längere Kuren nur nach Verordnung

Längere Kuren, die vor allem einleitend bei stärkerem Bluthochdruck angezeigt sind und mehrere Wochen dauern, dürfen nur nach Verordnung des Therapeuten durchgeführt werden. Dabei müssen unter Umständen zur Vermeidung von Mangelzuständen bei dieser extrem einseitigen Diät verschiedene Vitamine und Mineralstoffe als Arzneimittel verabreicht werden. Am besten sollten längere Apfel-Reis-Kuren im Sanatorium vorgenommen werden.

Andere entwässernde Kuren

Anstelle der klassischen Apfel-Reis-Kur eignen sich auch andere Diätformen zur Entlastung von Herz und Nieren und zur Ausschwemmung von Kochsalz aus dem Körper.

Eine Variante der Apfel-Reis-Diät ist im Prinzip wie diese aufgebaut, verwendet aber anstelle von Äpfeln eine entsprechende Menge anderes Obst je nach Jahreszeit und Geschmack. Bei längerer Kur kann man auch abwechselnd Äpfel und anderes Obst verwenden, damit die Diät nicht langweilig wird. Wenn es sich um zuckerreiches Obst (z. B. Trauben) handelt, wird der Zuckerzusatz wie bei der Apfel-Reis-Diät entbehrlich oder kann reduziert werden. Das bedeutet dann eine Kalorieneinsparung, die aber immer noch nicht zum raschen Abbau von Übergewicht ausreicht.

Reine Obstkur

Deutlich weniger Kalorien führt man zu, wenn auf Reis und Zucker verzichtet und nur frisches Obst verzehrt wird. Solche reinen Obstkuren, bei denen man täglich bis zu 1,5 kg rohes Obst zu sich nimmt, wirken bei Bluthochdruck zwar nicht mehr so spezifisch wie die Apfel-Reis-Kur, haben sich aber auch gut bewährt. Geeignet sind dazu alle Obstsorten je nach Jahreszeit und Geschmack, zum Beispiel die bekannte Traubenkur, die in Meran auf eine lange Tradition zurückblickt.

Zur Vorbeugung und Selbsthilfe in leichteren Fällen können Obstkuren in regelmäßigen Abständen 1–3 Tage lang durchgeführt werden, bei längerer Dauer bespricht man die Diät mit dem Fachmann.

Gegenanzeigen

Verboten sind Obstkuren bei Zuckerkrankheit, Magenleiden, Neigung zu Blähungen und Durchfall, Traubenkuren außerdem bei manchen Nierensteinleiden (Arzt fragen).

Saftkuren

Schließlich kann man anstelle von Obst auch frische Obst-, Gemüse- und Kräutersäfte verwenden, die man selbst auspreßt oder fertig im Reformhaus kauft. Die Säfte müssen frei von Zucker, Salz und anderen Zusätzen sein.

750 ml Saft täglich

Die Tagesdosis an Saft beträgt insgesamt 750 ml, davon je 300 ml Obst- und Gemüsesaft und 150 ml Kräutersaft. Man gibt morgens, mittags und abends anstelle der üblichen Hauptmahlzeiten je 100 ml Obst- und Gemüsesaft und 50 ml Kräutersaft; die einzelnen Säfte können nach Geschmack miteinander gemischt werden. Sie werden in kleinen Schlucken eingenommen, jeden Schluck „kaut“ man wie guten Wein.

Die Auswahl der Obst- und Gemüsesäfte bleibt dem persönlichen Geschmack überlassen, als Kräutersäfte eignen sich vor allem Knoblauch und Zwiebeln gut, da sie speziell den Bluthochdruck günstig beeinflussen.

Die Kur kann zur Vorbeugung und ergänzenden Selbstbehandlung in regelmäßigen Abständen jeweils 1–3 Tage lang durchgeführt werden, längere Saftkuren bespricht man mit dem Fachmann. Die Gegenanzeigen sind die gleichen wie bei Obstkuren.

Weitere Kuren

Wenn eine stärkere Entwässerung angezeigt ist, eignen sich auch noch die folgenden Kuren:

- *Kartoffeltage* mit 5mal täglich je 200 g Kartoffeln, die salzlos in der Schale gebacken werden;
- *Kürbistage* mit 5mal täglich je 300–400 g frischem, geschnittenem Kürbis, der portionsweise jeweils 20 Minuten lang in Öl gedämpft wird;
- *Spargeltage* mit 2- bis 3mal täglich je 250–300 g Spargel in verschiedener Zubereitung ohne Salz;
- *9-Tage-Kräutersaft-Kur*, zu der man jeweils 3 Tage lang Brennessel-, Löwenzahn- und Selleriesaft aus dem Reformhaus verwendet; morgens gibt man 2 Eßlöffel, mittags und abends je 1 Eßlöffel Saft jeweils in der doppelten Menge salzarmem Mineralwasser.

Nur nach Rücksprache mit dem Therapeuten

Da die stärkere Entwässerung voll funktionsfähige Nieren voraussetzt, dürfen solche Kuren nur nach Rücksprache mit dem Therapeuten durchgeführt werden. Man kann sie in regelmäßigen Abständen wiederholen, aber nicht zu häufig, damit der Organismus nicht zu viel Wasser und Vitalstoffe verliert. Bei den Kartoffel-, Kürbis- und Spargelkuren, die jeweils 1–3 Tage dauern, nimmt man keine andere Nahrung zu sich, die 9-Tage-Kräutersaft-Kur wird neben der üblichen Ernährung durchgeführt.

Reduktionsdiät bei Übergewicht

Es gibt keine Wunderkuren

Da Übergewicht indirekt den zu hohen Blutdruck fördert, muß es zur ergänzenden Behandlung konsequent, aber nicht zu rasch abgebaut werden. Dazu gibt es keine „Wunderkuren", wie sie immer wieder propagiert werden, solche einseitigen Kuren schaden eher der Gesundheit.

Einschränkung der Kalorienzufuhr

Notwendig ist eine Einschränkung der täglichen Kalorienzufuhr, damit man wöchentlich ungefähr 1,5 kg (mehr nur nach ausdrücklicher fachmännischer Verordnung) an Körpergewicht abnimmt. Da 1 kg Körpergewicht 7000–7500 Kalorien entspricht, muß die tägliche Kalorienzufuhr also um etwa 1500 Kalorien eingeschränkt werden.

Fettzufuhr erheblich reduzieren

Um dieses Ziel zu erreichen, reduziert man vor allem die Fettzufuhr erheblich. Wenn man bedenkt, daß die 100–130 g Fett, die in der üblichen täglichen Zivilisationskost enthalten sind, 930–1200 Kalorien entsprechen, wird deutlich, welche Kalorieneinsparungen allein dadurch möglich sind. Der Verzicht auf Streichfett, fettarme Zubereitung der Speisen und bewußte Auswahl fettarmer Nahrungsmittel sparen leicht 600–800 Kalorien am Tag ein. Wenn man dann noch konsequent auf Alkohol, Zucker und andere Süßigkeiten verzichtet und die übrige Nahrungszufuhr etwas einschränkt, erreicht man leicht die 1500 Kalorien, um die man die Kost täglich verringern muß.

Rohkost verhindert Vitalstoffmangel

Besondere Bedeutung kommt der kalorienarmen Rohkost zu, die verhindert, daß die reduzierte Ernährung zum Vitalstoffmangel führt. Vorsorglich kann man noch ein Arzneimittel mit den wichtigsten Vitaminen und Mineralstoffen einnehmen. Der Anteil der Rohkost kann während der Schlankheitskur bis zu 70 % der täglichen Nahrungsmenge betragen.

Getränke

Auch bei den Getränken muß auf Kalorienarmut geachtet werden. Zucker und andere Süßmittel, aber auch der kalorienreiche Alkohol, sind strikt verboten; am besten verwendet man nur kalorienfreie Tees und Mineralwässer.

Ballaststoffe gegen den Hunger

Gegen das Hungergefühl, das meist nur während der ersten beiden Tage stärker auftritt, helfen Diätmittel mit Ballaststoffen (Kleie, Leinsamen), die durch Quellung ein Sättigungsgefühl hervorrufen und gleichzeitig die vollständige Verwertung der Nahrung verhindern.

Idealgewicht gilt nicht mehr

Wie lange man die Schlankheitskur durchhalten muß, hängt davon ab, wann das Körpergewicht genügend reduziert wurde. Die Empfehlungen zum gesunden Gewicht sind heute ins Wanken geraten. Das lange Zeit propagierte Idealgewicht, das 10–15 % unter dem Normalgewicht (= Körpergröße in cm minus 100) liegt, erwies sich nicht als so ideal. Neuere Untersuchungen legen sogar die Vermutung nahe, daß man das Normalgewicht gefahrlos um einige Kilogramm überschreiten kann und die Lebenserwartung sich dadurch sogar erhöht. Das gilt aber nur für Gesunde, bei Bluthochdruck und anderen Herz-Gefäß-Erkrankungen sollte man dem Normalgewicht so nahe wie möglich kommen.

Mit der erfolgreichen Schlankheitskur, zu der man sich ein Buch mit Rezepten für die kalorienreduzierte Ernährung kaufen sollte, ist es aber allein nicht getan. Die meisten derer, die sich so mühsam zum Normalgewicht durchgerungen haben, leiden nach spätestens 1 Jahr schon wieder unter Gewichtsproblemen. Das erklärt sich daraus, daß sie die Ernährung nach der Kur nicht sinnvoll veränderten und die Fettzellen, die immer im Körper vorhanden sind, sich bald wieder füllen. Für Dauererfolge kommt es deshalb entscheidend darauf an, die übliche Kost im weiter vorne beschriebenen Sinn auf kalorienknappe Vollwertkost umzustellen, die erneutes Übergewicht verhindert. Das trägt viel mit zur Vorbeugung und Grundbehandlung des hohen Blutdrucks, der Arterienverkalkung und ihrer Folgekrankheiten bei.

Die meisten haben nach 1 Jahr wieder Gewichtsprobleme

Kost auf Vollwertkost umstellen

Da Übergewicht auch mit seelischen Faktoren in Zusammenhang steht, gehört außerdem tägliches autogenes Training mit positiver Selbstbeeinflussung zur Schlankheitskur. Dabei prägt man sich einfach das Körpergewicht ein, das man erreichen und ständig halten will; diese Vorstellung wirkt dann aus dem Unbewußten automatisch und sorgt für das richtige Eßverhalten.

Autogenes Training gehört zur Schlankheitskur

Ausreichend Bewegung

Da körperliche Anstrengungen den Blutdruck vorübergehend erhöhen, meinen Hochdruckkranke nicht selten, sie müßten darauf verzichten. Das ist aber nicht richtig, im allgemeinen trifft das Gegenteil zu. Durch Bewegung erreicht man mehrere, bei hohem Blutdruck günstige Wirkungen:

Günstige Wirkungen der Bewegung

- Ganz allgemein stabilisiert sie die Funktionen des

vegetativen Nervensystems und verbessert die Streßtoleranz, so daß der Blutdruck sich unter seelisch-nervösen Belastungen nicht mehr so deutlich erhöht.
- Ferner wird der Kalorienverbrauch erhöht und der Stoffwechsel angeregt, was Übergewicht vermeidet und erhöhten Blutfettwerten als einer der wichtigen Ursachen der Arteriosklerose vorbeugt.
- Schließlich wirkt regelmäßige Bewegung umstimmend auf den gesamten Organismus und aktiviert dadurch seine Selbstheilungsregulationen.

Überanstrengung vermeiden

Leistungssport ist ungeeignet

Welche körperlichen Belastungen man sich zumuten darf, bespricht man immer mit dem Fachmann. Grundsätzlich gilt, daß jede Überanstrengung strikt zu vermeiden ist. Völlig ungeeignet sind alle Leistungssportarten, die eine einseitige hohe Belastung darstellen oder plötzliche kurze Kraftentfaltung erfordern. Vielmehr kommt es darauf an, das Leistungsvermögen und die Ausdauer allmählich durch Übungen zu verbessern, die möglichst viele Muskelgruppen nicht zu stark fordern. Wenn der Fachmann nichts anderes verordnet, eignet sich dazu das nachstehende Trainingsprogramm. Es ist nie zu spät, damit anzufangen, am besten aber sollte man von Kindesbeinen an regelmäßig trainieren.

Gymnastik

2mal täglich

Tägliche Gymnastik bildet die Grundlage des Bewegungsprogramms. Sie wird 2mal am Tag durchgeführt, am besten morgens gleich nach dem Aufstehen und abends vor dem Schlafengehen. Trainiert wird unter offenem Fenster, auf dem Balkon oder im Freien, damit der Organismus ausreichend Sauerstoff erhält.
Anfänger trainieren 2mal 5 Minuten lang, nach einiger Übung steigert man auf 2mal 10 Minuten und kann auch im Tagesverlauf zwischendurch zum Ausgleich noch kurz die eine oder andere Aufgabe durchführen. Zum Üben kauft man sich ein gutes Buch mit zahlreichen Beispielen und wählt daraus die aus, die

persönlich am besten zusagen. Daraus stellt man dann das individuelle Trainingsprogramm zusammen, das folgende Übungsgruppen enthalten muß:

Trainingsprogramm

- *Gelenkübungen* zum Training der großen Gelenke der Gliedmaßen, deren Funktionsfähigkeit dadurch wieder verbessert wird;
- *Rückenübungen* zur Kräftigung der Rückenmuskulatur und zum Training der kleinen Gelenke der Wirbelsäule;
- *Bauchübungen* zur Straffung der Bauchdecken und Anregung der regelmäßigen Darmentleerung;
- *Fußübungen* zur Kräftigung der Fußmuskeln und -gelenke, die das gesamte Körpergewicht zu tragen haben und deshalb besonders stark belastet sind.

Wenn man aus jeder dieser 4 Gruppen 2–3 Übungen auswählt, hat man schon das Programm für Anfänger zusammengestellt. Später ergänzt man die Gymnastik dann entsprechend der besseren Leistungsfähigkeit durch weitere Übungen.

Anfangs gelingen die Übungen meist nicht so richtig, weil der untrainierte Körper zu ungelenkig ist. Dann darf man weder aufgeben noch sich durch Überanstrengung zu zwingen versuchen. Geduldige Fortführung des Trainings führt schließlich immer dazu, daß die Übungen leichter und besser gelingen.

Aus den oben genannten 4 Übungsgruppen wollen wir jetzt je 1 Beispiel vorstellen, das veranschaulicht, worauf es dabei ankommt.

Gelenkübung

Mit gestreckten Beinen auf den Boden setzen. Ein Bein so weit beugen, daß die Hand der gleichen Körperseite den Fuß umfassen kann. Dann das von der Hand gehaltene Bein schräg nach vorne oben ausstrecken, wobei man sich mit der freien anderen Hand hinten am Boden abstützt.

Die Übung wird mit jedem Bein 5mal durchgeführt.

Rückenübung

Auf einen Stuhl setzen, die Arme hängen locker seit-

lich herab. Beim Einatmen den Rücken strecken, den Brustkorb vorwölben und beide Arme senkrecht nach oben ausstrecken. Beim Ausatmen den Rumpf mit leicht gerundetem Rücken nach vorne beugen, so daß der Brustkorb einsinkt, und die Arme locker nach unten zurückschwingen lassen.
Die Übung wird 10mal durchgeführt.

Bauchübung
Auf den Boden setzen und beide Beine anwinkeln, die Handflächen ruhen neben dem Gesäß auf dem Boden. Beide Beine gleichzeitig anheben, nach vorne oben ausstrecken und wieder einziehen; dabei nimmt man die Hände vom Boden und streckt sie seitlich aus, damit die Bauchmuskulatur genügend beansprucht wird.
Die Übung wird 10mal durchgeführt.

Fußübung
Auf einen Stuhl setzen und den Unterschenkel des einen Beins über den Oberschenkel des anderen Beins legen. Mit einer Hand den Unterschenkel oberhalb des Fußgelenks umfassen, mit der anderen Hand von der Fußsohle her um die Zehen greifen. Mit dieser Hand den Fuß 20mal auf und ab bewegen, dann den anderen Fuß sinngemäß behandeln.
Anschließend stellt man beide Füße nebeneinander auf den Boden und tippt abwechselnd mit den Fersen und Zehenspitzen auf den Boden; dabei sollen die Zehen so hoch wie möglich nach oben und so weit wie möglich nach unten geführt werden.
Man übt abwechselnd mit dem rechten und linken Fuß je 20mal.

Aerobic ist nur bedingt geeignet

Weniger gut als solche einfachen gymnastischen Übungen eignen sich Aerobic und ähnliche moderne Varianten der Gymnastik. Dabei kommt es immer wieder zu Fehl- und Überlastungen, die auch das Herz-Gefäß-System betreffen und im Extremfall tödlich enden. Wer dennoch nicht darauf verzichten will, sollte das Training genau mit dem Therapeuten durchspre-

chen und nur unter Anleitung eines erfahrenen Trainers üben, der nicht nur im Schnellverfahren unzureichend ausgebildet wurde.
Durch regelmäßige Gymnastik legt man zwar den Grundstein für bessere Gesundheit, aber zu viel darf man davon nicht erwarten. Ergänzend sollten Atemübungen und Sport durchgeführt werden, nur dann erzielt man eine optimale Wirkung auf das Herz-Gefäß-System.

Atemübungen

Bessere Sauerstoffversorgung

Die Atmung wird schon durch Gymnastik und Sport vertieft, was zur besseren Sauerstoffversorgung des ganzen Körpers führt.

Kurzatmung durch Übungen trainieren

Zusätzlich sollte die heute bei vielen Menschen hektisch-flache Kurzatmung noch durch spezielle Atemübungen trainiert werden. Dadurch erreicht man eine bessere Durchblutung und kann auch den Blutdruck günstig beeinflussen, denn der Blutstrom wird mit durch die Sogwirkung beim Atmen bestimmt. Außerdem führt die ruhige, tiefe Atmung zur allgemeinen Beruhigung und Harmonisierung des vegetativen Nervensystems; dadurch beugt man zu hohem Blutdruckanstieg bei Aufregungen, Streß und anderen seelisch-nervösen Belastungen vor.
Die Atemtherapie ist eine Wissenschaft für sich, die man im Rahmen eines Buchs nicht beschreiben kann. Für Gesunde gibt es zwar einige einfache Atemübungen zur Selbsthilfe, kranke Menschen aber sollten

Nur nach Anleitung des Fachmanns

Atemtherapie nur nach Anleitung des Fachmanns durchführen, sonst können gerade bei Herz-Gefäß-Krankheiten und Bluthochdruck erhebliche Nebenwirkungen auftreten. Deshalb verzichten wir hier darauf, einzelne Übungen zu beschreiben. Wenn der Therapeut nicht von sich aus zur Atemtherapie anleitet, sollte der Patient ihn darauf ansprechen und die nach Anweisung erlernten Atemübungen dann regelmäßig selbständig durchführen.

Nicht übertreiben

Übertreiben darf man auch bei der Atemtherapie nicht, sonst können sich Atemfehlhaltungen erheblich verschlimmern und das Herz belasten. Im allgemeinen genügen 2mal täglich je 10–15 nach Anweisung durchgeführte Atemzüge. Im Lauf der Zeit wird die richtige Atmung dann zur guten Gewohnheit, die automatisch in jeder Situation beibehalten wird.

Sport

Regelmäßiger Sport

Regelmäßige sportliche Betätigung gehört mit zur Vorbeugung und Grundbehandlung des Bluthochdrucks, wenn der Therapeut im Einzelfall nicht ausdrücklich davon abrät. Man erzielt dadurch eine gute Wirkung auf das Herz-Gefäß-System, bei erhöhten Blutfettwerten und anderen Risikofaktoren der Arterienverkalkung, stabilisiert das vegetative Nervensystem und unterstützt wirksam die anderen Behandlungsmaßnahmen gegen zu hohen Blutdruck. Alle diese Wirkungen kann man aber nur dann erwarten, wenn der Sport regelmäßig richtig durchgeführt wird. Dazu gelten die folgenden Grundregeln:

Wirkungen

Grundregeln

Regelmäßiges Training

- Trainiert wird regelmäßig 3- bis 4mal wöchentlich, wobei sich Anfänger je nach Leistungsvermögen auf 5–10 Minuten beschränken; nach einiger Übung steigert man dann allmählich auf 30 Minuten, das reicht zum Dauertraining.

Ausreichende körperliche Beanspruchung

- Die körperliche Beanspruchung soll ausreichend sein, darf aber nicht übermäßig belasten. Das richtige Maß erkennt man am Pulsschlag, der sich bei Gesunden auf 170–180 Schläge pro Minute minus Lebensalter (bei einem 40jährigen also auf 130–140 Schläge) erhöhen soll.

  Für Patienten mit Bluthochdruck und anderen Krankheiten kann das aber schon zu viel sein, sie müssen ihre Belastbarkeit unbedingt vorher durch den Fachmann klären lassen und die von ihm verordneten Beschränkungen strikt einhalten, um kein Risiko einzugehen. Beginnende Überforderungen während des Trainings erkennt man auch daran, daß man außer Atem gerät und sich nicht mehr mühelos unterhalten kann.

Ausdauer trainieren

- Gesunder Sport soll die Ausdauer trainieren, das

schließt Hochleistungs- und Kraftsport mit ihren einseitigen hohen Belastungen von vornherein aus; geeignet sind Sportarten, die mäßig anstrengen und mindestens 1/7 der gesamten Skelettmuskulatur beanspruchen, dazu gehören Dauerlauf, Radfahren und Schwimmen.

Einige grundsätzlich gut geeignete Sportarten wollen wir jetzt beschreiben. Dazu kauft man sich am besten ein Buch mit ausführlichen Anleitungen oder schließt sich einem Sportverein mit erfahrenen Trainern an, die aber vorher über die Hochdruckkrankheit und möglicherweise über vom Therapeuten verordnete Beschränkungen unterrichtet werden müssen.

Dauerlauf (Jogging)

Eine der wichtigsten Hilfen zur Vorbeugung

Der Dauerlauf gilt als eine der wichtigsten Hilfen zur Vorbeugung und ergänzenden Therapie von Herz-Gefäß-Krankheiten. Zwar hört man immer wieder einmal von Joggern, die beim Training einen Infarkt erlitten, aber sie haben im allgemeinen das Training übertrieben oder Einschränkungen ihres Therapeuten nicht beachtet.

Je nach Kondition und Anweisungen des Fachmanns beginnt man beim Joggen mit einer Laufstrecke von 200–500 m. Diese wird allmählich entsprechend der verbesserten Leistungsfähigkeit auf 2–4 km gesteigert; das genügt bereits, um eine gute Wirkung zu erzielen. Eine Steigerung bis auf 6 km kann die Wirkung noch etwas verbessern, bei einer weiteren Ausdehnung der Wegstrecke erreicht man aber keine nennenswert verstärkte Wirkung mehr. Dieses Laufpensum sollte 3- bis 4mal wöchentlich absolviert werden.

2–4 km 3- bis 4mal wöchentlich

Flottes Gehen

Von gemächlichen Spaziergängen darf man keine ausreichende Trainingswirkung erwarten, sie genügen allenfalls bei betagten oder kaum noch belastbaren kranken Menschen als Ersatz für den Sport. Eine genügende körperliche Beanspruchung durch Gehen erreicht man erst, wenn man in strammem Tempo marschiert. Ungeübte beginnen in der 1. Woche mit 1,5 km Wegstrecke, die in 16–17 Minuten zurückgelegt wird. In der 2. Woche steigert man auf 2,5 km in etwa 20 Minuten und erhöht dann jede Woche um weitere 0,5 km, bis man in der 10. Woche 6,5 km in etwa 54 Minuten schafft. Das genügt zum Dauertraining 3- bis 4mal wöchentlich, kann aber noch bis auf 8 km in 64 Minuten gesteigert werden. Darüber hinaus können gut trainierte Menschen längere Wanderungen zusätzlich zum Sport durchführen.

6,5 km in 54 Minuten 3- bis 4mal wöchentlich

Schwimmen

Durch Schwimmen erreicht man eine besonders gute Herz-Gefäß-Wirkung, weil die körperliche Bewegung hierbei durch den Reiz des Wassers verstärkt wird. Allerdings ist Schwimmen deshalb auch nicht für alle Patienten mit Bluthochdruck und Erkrankungen des Herz-Gefäß-Systems geeignet, das kann im Einzelfall nur der Therapeut entscheiden.

Besonders gute Herz-Gefäß-Wirkung

Ungeübte schwimmen in der 1. Woche 3mal je 3 Minuten lang. Danach wird innerhalb von 8 Wochen allmählich gesteigert, bis man mühelos eine Schwimmstrecke von 500 m schafft. Das genügt zum ständigen Training, kann aber noch ausgedehnt werden.

500 m

Radfahren

Der Ungeübte beginnt in der 1. Woche mit einer Fahrstrecke von 2 km, die in 8–10 Minuten zurückgelegt werden soll. Bis zur 3. Woche steigert man sie allmählich auf 4 km, für die man nicht länger als 18 Minuten benötigen darf. Danach erhöht man die Fahrstrecke jede Woche um weitere 2 km und verkürzt entsprechend die Fahrzeit, bis man in der 10. Woche bei 20 km in ungefähr 90 Minuten ankommt. Das genügt als Dauertraining 3mal wöchentlich, bereitet aber auch gut auf ausgedehntere Radwanderungen vor. Bei schlechtem Wetter kann man die entsprechenden Leistungen auf dem Zimmerfahrrad erbringen; trainiert wird dann wegen der besseren Sauerstoffversorgung möglichst unter offenem Fenster.

20 km in 90 Minuten 3mal wöchentlich

Andere Möglichkeiten

Es gibt noch viele andere Möglichkeiten zur gesunden körperlichen Ertüchtigung, z. B. verschiedene Rasen- und Hallenspiele, Tanzsport und im Winter Skilanglauf.

Wenn die eingangs genannten Grundregeln beachtet werden, kann man sich daraus die Sportarten aussuchen, die persönlich am meisten gefallen. Dabei sollte man nicht vergessen, daß der Sport Freude bereiten und zum gesunden Hobby werden soll, das man auch gemeinsam mit der Familie, Freunden oder Kollegen betreiben kann; dann fördert man dadurch gleichzeitig die sozialen Kontakte, die heute im Alltag so oft zu kurz kommen. Das trägt über das Seelenleben ebenfalls indirekt mit zur Hochdrucktherapie bei.

Sport soll Freude machen

Abbau von schädlichem Streß

Der Streß ist heute zu einem Modebegriff geworden, den man oft falsch gebraucht. Manchmal kann man sich auch des Eindrucks nicht erwehren, daß er für viele Menschen eine Art Statussymbol darstellt und die Klage darüber die eigene Bedeutung unterstreichen soll. Dabei wird meist vergessen, daß Streß fast so wichtig wie Nahrung und Atemluft ist. Ein Leben ganz ohne Streß ist so langweilig, daß es selbst zum schädlichen Streß wird. Es kann also nicht darum gehen, jeglichem Streß auszuweichen, entscheidend kommt es auf die „richtige Dosis“ und die sinnvolle Verarbeitung von Streß an.

Ein Leben ohne Streß ist langweilig

Den Umgang mit Streß kann man selbst erlernen. Da er auch bei hohem Blutdruck oft eine Rolle spielt, gehört das Anti-Streß-Training meist zur Vorbeugung und ergänzenden Therapie. Dazu sind folgende Maßnahmen erforderlich:

Vermeiden von unnötigem Streß

Auch wenn man ohne Streß nicht gesund bleiben kann, sollte man sich doch keine unnötigen Belastungen aufladen. Sie kosten unnötige Kraft, die man besser zur Bewältigung der unausweichlichen Streßfaktoren verwendet. Das gilt für den beruflichen wie für den privaten Bereich.

Ungelöste zwischenmenschliche Konflikte

Im Privatleben belasten vor allem ungelöste zwischenmenschliche Konflikte. Viele Menschen neigen dazu, ihnen auszuweichen oder sie ganz zu verdrängen, weil sie den Streit fürchten. Richtiges Streiten, bei dem es nicht darum geht, über andere zu siegen, sondern Lösungen zu finden, die man gemeinsam akzeptieren kann, gehört aber zum sozialen Alltag. Wenn Menschen zusammenleben, kommt es immer wieder zu Konflikten, auch wenn man sich noch so gut versteht. Vermeiden lassen sie sich nur auf Kosten eines der Beteiligten, der seine Bedürfnisse unterdrücken muß. Das bedeutet dann viel höheren Streß als ein konstruktiver Streit, an dessen Ende ein gerechter Kompromiß steht.

Entscheidungen sind notwendig

Die Lösung von Konflikten und anderen Schwierigkeiten erfordert auch Entscheidungen. Wenn man diese immer wieder hinausschiebt oder danach weiter grübelt, ob sie richtig waren, setzt man sich unter unnötigen hohen Streß. Deshalb bereitet man Entscheidungen sorgfältig vor, sobald sie aber gefallen sind, setzt man sie unbeirrt in die Tat um.

Darüber hinaus gibt es im privaten Alltag noch viele andere unnötige Streßfaktoren, die man selbstkritisch erkennen und beseitigen sollte. Da es sich um ganz persönliche Lebensumstände handelt, kann hier nicht mehr weiter darauf eingegangen werden. Im Prinzip gilt auch dazu, daß man eine Lösung nie unnötig verschleppen darf, indem man zum Beispiel Konflikte mit anderen immer wieder unterdrückt, anstatt ein klärendes offenes Gespräch zu suchen.

Beruflicher Streß belastet nicht so stark

Sinngemäß läßt sich das alles auch auf den Beruf übertragen. Berufliche Streßfaktoren belasten allerdings bei weitem nicht so stark, wie meist angenommen wird, im Vordergrund steht der private Streß.

Zu den häufigsten beruflichen Streßfaktoren, die vermeidbar sind, gehört die Neigung, alle Arbeiten selbst übernehmen oder überwachen zu wollen; das führt zur chronischen Überlastung, hohem Zeitdruck und Verzettelung der Kraft in Kleinigkeiten. Auch dagegen kann man bewußt angehen, um sich vom Streß zu entlasten.

Kontrolle übersteigerter Streßreaktionen

Einfache Streßreaktionen laufen automatisch ab

Die von der Natur vorprogrammierten einfachen Streßreaktionen, die dem Streß des modernen Lebens oft nicht mehr angemessen sind und deshalb die Gesundheit gefährden, laufen automatisch ab. Durch Verstand und Wille lassen sie sich nicht beherrschen, der Versuch führt nur zur noch stärkeren Belastung. Eine Kontrolle ist nur über das Unbewußte möglich, das man durch Entspannungsübungen mit positiver Selbstbeeinflussung entsprechend motivieren kann.

Entspannung durch autogenes Training

Am besten eignet sich dazu das autogene Training. Nach einiger Übung gelingt es, sich auf diese Weise in etwa 1 Minute tief zu entspannen. Wenn man so weit fortgeschritten ist, kann man auch unter hoher Streßbelastung sofort die Entspannung einleiten, die dann die überschießenden Streßreaktionen dämpft und Gesundheitsschäden verhindert.

Erhöhung der Widerstandskraft gegen Streß

Die letzte Aufgabe des Anti-Streß-Trainigs besteht darin, die natürlichen Widerstandskräfte gegen Streß so zu erhöhen, daß man mehr Belastungen ohne Gesundheitsschäden erträgt. Dazu gehört unbedingt die vollwertige Ernährung und ausreichend Bewegung, die gegen den Streß „abhärtet". Ferner hilft auch dabei die Entspannungstherapie mit positiver Selbstbeeinflussung, die verhindert, daß man auf Streß übermäßig reagiert und sich dadurch unnötig belastet.

Anti-Streß-Training

Die hier beschriebenen Maßnahmen bilden die Grundlage des Anti-Streß-Trainings. Je nach Einzelfall müssen sie noch durch andere Verhaltensänderungen ergänzt werden, das hängt immer von den persönlichen Lebensumständen ab und kann deshalb hier nicht weiter erklärt werden. Wer aus eigener Kraft mit dem Streß nicht fertig wird, sollte sich an seinen Therapeuten wenden oder einen Kurs absolvieren, der dazu anleitet. Solche Gruppenkurse werden heute schon von Volkshochschulen, Krankenkassen und ähnlichen Institutionen angeboten.

Erholung und guter Schlaf

Da alle anhaltenden Belastungen und Anspannungen den Blutdruck dauerhaft erhöhen oder bestehenden Hochdruck verschlimmern können, muß man zur Vorbeugung und Grundbehandlung auf ausreichenden Schlaf und Erholung achten (das gilt aber ganz allgemein und nicht nur bei Hypertonie).

Zur Erholung steht den meisten Menschen heute mehr Zeit als je zuvor zur Verfügung. Oft wird sie aber nicht sinnvoll genutzt und kann dann selbst zum Krankheitsfaktor werden. Natürlich hängt die Freizeitgestaltung weitgehend von den persönlichen Vorlieben, Interessen und Neigungen ab, aber einige allgemeingültige Regeln muß man dabei schon beachten.

Ein Teil der freien Zeit wird für Gymnastik, Sport und Entspannungsübungen genutzt, die weiter vorne vorgestellt werden. Darüber hinaus sollte man sich bei Spaziergängen und Wanderungen (am besten gemeinsam mit anderen) möglichst viel an der frischen Luft aufhalten.

Viel frische Luft

Pflege sozialer Beziehungen

Große Bedeutung kommt auch der Pflege sozialer Beziehungen während der Freizeit zu, denn zwischenmenschliche Kontakte fördern die Gesundheit allgemein. Allerdings dürfen sich die sozialen Kontakte nicht auf gemeinsame Eß- und Trinkgelage beschränken, die gerade bei Bluthochdruck die Gesundheit erheblich gefährden. In erster Linie sollten die sozialen Beziehungen dem Austausch von Gedanken, der Pflege von Gefühlen füreinander und gemeinsamer Hobbys dienen.

Dabei steht die Qualität der Kontakte vor der Quantität; man kann mit wenigen guten Freunden glücklicher und zufriedener werden als mit einer großen Schar von Bekannten, zu denen man nur oberflächliche Beziehungen unterhält.

Persönliche Interessen

Schließlich nutzt man die Freizeit für persönliche Interessen und Fähigkeiten, denen man selbst Bedeutung beimißt, die im Berufsalltag aber zu kurz kommen.

Urlaub

Sinngemäß gilt das alles auch für die Urlaubsgestaltung. Bei der Auswahl des Urlaubsorts sollten Hochdruckkranke ihren Therapeuten zuziehen, der bei Bedarf einige Einschränkungen verordnen wird.

Wichtig ist vor allem, daß man den Urlaub nicht in mehreren kleinen Etappen nimmt, sondern möglichst zusammenhängend, denn 3 Wochen sind zur ausreichenden Erholung mindestens erforderlich. Da vielen Arbeitnehmern heute wesentlich mehr Urlaub zusteht, können sie nochmals 2 Wochen Winterurlaub nehmen, bei geringerem Urlaubsanspruch empfiehlt sich aber der Urlaub an einem Stück.

Mindestens 3 Wochen

Wahl des Urlaubsorts

Bei der Wahl des Urlaubsorts muß das dort herrschende Klima berücksichtigt werden. Am besten vertragen Hypertoniker im allgemeinen das Klima in waldreichen Mittelgebirgsregionen, aber auch das Flachland- und Seeklima bereitet meist keine Probleme. Im Hochgebirge besteht dagegen oft ein zu starkes, schlechter verträgliches Reizklima.

Am besten mit der Bahn reisen

Die Reise zum Urlaubsort kann auf verschiedene Weise erfolgen. Vor allem bei längeren Reisen empfiehlt sich der Zug, weil Bahnreisen am wenigsten anstrengen. Flugreisen führen zwar schneller zum weiter entfernten Urlaubsort, sind bei Reisen nach Übersee oder in exotische Länder sogar unentbehrlich, aber nicht jeder Hochdruckkranke verträgt den Flug; vor der Buchung muß deshalb der Therapeut befragt werden.

Autofahrten

Längere Autoreisen können wegen der hohen Streßbelastung problematisch werden, obwohl Hypertoniker grundsätzlich – wenn der Fachmann nicht davon abrät – Autofahren dürfen. Sie müssen aber unbedingt regelmäßige Pausen einlegen, in denen sie sich entspannen und bewegen, und dürfen am Tag nicht länger als 6–8 Stunden am Steuer bleiben. Am besten wechseln sie sich regelmäßig mit dem Beifahrer ab. Wenn sich während der Fahrt Störungen der Reaktions- und Konzentrationsfähigkeit, des Allgemeinbefindens oder Reizbarkeit einstellen, muß bis zur Besserung sofort angehalten, bei stärkeren Beschwerden notfalls auch ein Arzt gerufen werden.

Medikamente müssen pünktlich genommen werden

Vor Antritt der Fahrt und bei Bedarf auch während des Autofahrens sind die blutdrucksenkenden Arzneimittel unbedingt pünktlich genau nach Verordnung einzunehmen. Alkohol muß wegen der unerwünschten Wechselwirkungen mit den Medikamenten auch in kleinen Mengen strikt gemieden werden. (Diese Regeln gelten übrigens nicht nur für Urlaubsfahrten, sondern sinngemäß auch für andere Autofahrten.)

Urlaubsgestaltung

Die Gestaltung des Urlaubs soll aus vernünftigem Wechsel von Anspannung und Erholung bestehen. Das schließt einen aufreibenden Abenteuer- und Erlebnisurlaub mit hohem körperlichem und seelisch-nervösem Streß ebenso aus wie das wochenlange passive Schmoren an überfüllten südlichen Stränden - beides schadet Hypertonikern noch mehr als Gesunden.

Ausreichend Medikamente mitnehmen

Wer regelmäßig Arzneimittel zur Blutdruckkontrolle einnehmen muß, sollte sie sich – vor allem bei Auslandsreisen – vor Antritt des Urlaubs vom Therapeuten in ausreichender Menge verordnen lassen.

Schlaf

Der gute Schlaf gehört ebenfalls mit zur Vorbeugung und unterstützenden Behandlung des Bluthochdrucks. Damit haben aber heute mehr als 20 Millionen Bundesbürger gelegentlich oder häufig Probleme. Sie können abends lange nicht einschlafen, wachen mitten in der Nacht oder morgens viel zu früh auf und fühlen sich am Tag danach dann abgespannt, gereizt und weniger leistungsfähig. Häufigere Schlafstörungen führen sogar zu ernsteren seelischen und körperlichen Krankheiten, unter anderem auch zu Blutdruck- und Herzstörungen.

Voraussetzungen für guten Schlaf

Guter Schlaf setzt voraus, daß man in einem ruhigen, nicht zu warmen (14–16 °C genügen) Zimmer möglichst bei offenem Fenster schläft. Das Bett muß mit

einer guten Matratze und Bettzeug aus Naturmaterialien ausgestattet sein.
Wenn diese Vorbedingungen erfüllt sind, aber trotzdem Schlafstörungen auftreten, liegt das oft daran, daß man einfach nicht abschalten kann. Dann hilft das autogene Training oder eine andere Entspannungsmethode gut.

Natürliche Schlafmittel

Genügt das immer noch nicht, kann man natürliche Schlafmittel einnehmen, die auch bei längerem Gebrauch nicht zur suchtartigen Abhängigkeit oder anderen Nebenwirkungen führen.

Baldrian und Hopfen

L-Tryptophan

Neben Baldrian und Hopfen, den klassischen Schlafmitteln der Biomedizin, gehört dazu auch die Aminosäure L-Tryptophan, ein natürlicher Eiweißbaustein vor allem in Milchprodukten, der im Gehirn in das hormonähnliche, schlaffördernde Serotonin umgewandelt wird. Die Zuführung von L-Tryptophan mit der Nahrung genügt aber nicht als Schlafhilfe, dazu gibt es rezeptfreie Arzneimittel in der Apotheke.

Chemische Schlafmittel nur ausnahmsweise

Chemische Schlafmittel dürfen nur ausnahmsweise einmal verwendet werden, wenn der Therapeut sie ausdrücklich verordnet hat, aber nicht zur Selbsthilfe.
Falls man trotz allem immer noch nicht gut schlafen kann, muß der Fachmann bald versuchen, die Ursachen zu klären und gezielt zu behandeln.

Entwöhnung vom Nikotin

Eine auf Dauer erfolgreiche Vorsorge oder Therapie des Bluthochdrucks ist kaum möglich, wenn man das Gefäßgift Nikotin und die anderen Giftstoffe im Tabakrauch nicht strikt meidet.
Zwar scheinen bis zu 5 Zigaretten am Tag für Gesunde nicht weiter gefährlich, und auch nicht inhalierende Zigarren- und Pfeifenraucher gehen wahrscheinlich kein höheres Herz-Gefäß-Risiko ein, aber verlassen darf man sich auf solche allgemeinen Angaben nicht, denn jeder Mensch reagiert individuell anders auf das Rauchen.
Für Hochdruckkranke bedeuten Nikotin und die an-

deren Bestandteile des Rauchs ein hohes Risiko; nicht nur der Bluthochdruck wird dadurch noch weiter erhöht, auch die Arterienverkalkung beschleunigt sich, und die Gefahr des Herzinfarkts und/oder Schlaganfalls steigt deutlich an.

Nikotin ist ein hohes Risiko

Da Rauchen eine suchtartige Gewohnheit, zum Teil vielleicht sogar eine echte Suchtkrankheit darstellt, fällt der Verzicht darauf meist schwer. Einsicht und guter Wille allein reichen oft nicht, obwohl mancher Raucher es mit eisernem Wille und ausreichender Motivation schafft, endgültig vom Nikotin loszukommen. Verbessert werden die Aussichten darauf, wenn man autogenes Training mit gezielter positiver Selbstbeeinflussung gegen das Rauchen betreibt. Inzwischen veranstalten auch Volkshochschulen, Krankenkassen und andere Institutionen schon Gruppenkurse unter fachmännischer Leitung, die den Nikotinverzicht erleichtern, und auch bei niedergelassenen Therapeuten kann man das Rauchen im Einzel- oder Gruppenkurs verlernen. Erfolge werden sich aber immer nur dann einstellen, wenn man ausreichend zum Nikotinverzicht motiviert ist – und eines der wichtigsten Motive dazu sollte die Normalisierung des Bluthochdrucks sein.

Rauchen ist eine suchtartige Gewohnheit

Autogenes Training

Im Grunde gibt es 3 Strategien zur Entwöhnung vom Nikotin mit unterschiedlich guten Erfolgsaussichten:

Strategien zur Entwöhnung

- *Sofortiger völliger Verzicht auf das Rauchen*, meist die am besten wirksame Methode, bei der man allerdings für einige Tage unangenehme Entzugserscheinungen in Kauf nehmen und oft noch längere Zeit gegen das Rauchverlangen ankämpfen muß.
- *Allmähliche Reduzierung des Nikotinkonsums*, bis man schließlich ganz darauf verzichten kann. Diese Methode empfiehlt sich vor allem dann, wenn man vorher schon mehrmals vergeblich auf andere Weise versuchte, vom Nikotin loszukommen. Wichtig ist dabei, daß man sich die Motive des Rauchens (z. B. Nervosität, Unsicherheit, Hemmungen, Streß, Konflikte oder Langeweile) allmählich wieder voll bewußt macht und verarbei-

tet, was teilweise nur mit fachmännischer Hilfe möglich ist.

- *Sofortige oder stufenweisse deutliche Verringerung des Rauchens* ohne die Absicht, ganz darauf verzichten zu wollen; eine halbherzige und weniger erfolgversprechende Methode, die nur die Risiken vermindern, aber nicht ganz ausschalten kann.

> Es ist nie zu spät, mit dem Rauchen aufzuhören, denn die Schäden können sich teilweise wieder zurückbilden. Je früher man sich dazu entschließt, desto günstiger stehen die Chancen.

Der Therapeut kann die Entwöhnung auch durch verschiedene Arzneimittel oder Akupunktur unterstützen. Gerade mit homöopathischen Mitteln und Akupunktur erzielt man oft erstaunliche Ergebnisse. Die Motivation zum Nikotinverzicht wird dadurch aber nicht überflüssig, damit steht und fällt jeder Entwöhnungsversuch.

Heilmittel der Biomedizin

Nicht selten kann zu hoher Blutdruck allein durch die bisher beschriebenen Änderungen des Verhaltens zufriedenstellend und dauerhaft normalisiert werden. Wenn die regelmäßigen Blutdruckmessungen keine ausreichende Besserung anzeigen, muß zusätzlich eine gezielte Behandlung eingeleitet werden. Dazu stehen der modernen Naturheilkunde verschiedene bewährte, gut verträgliche Heilmittel zur Verfügung. Teils eignen sie sich auch zur Selbsthilfe in leichteren Fällen, der Krankheitsverlauf muß aber immer vom Fachmann überwacht werden.

Ein Versuch mit Naturheilverfahren lohnt sich immer

Ein Versuch mit Naturheilverfahren lohnt sich immer, ehe man bei ungenügender Wirkung chemische Medikamente mit ihren zahlreichen Nebenwirkungen einsetzt, die nur Symptome unterdrücken, aber nicht heilen können. Aber selbst wenn solche Arzneimittel erforderlich sind, gehören die Naturheilverfahren zur ergänzenden Therapie, um die Wirkung zu verbessern.

Heilpflanzen

Kräutertherapie kann viel zur Behandlung beitragen

Die Kräutertherapie (Phytotherapie), eines der ältesten Heilverfahren der Menschheit, kann zur Behandlung des Bluthochdrucks viel beitragen. Ob man dazu Heiltees verwendet, die nach Gebrauchsanweisung zubereitet werden, oder fertige pflanzliche Arzneimittel aus der Apotheke oder dem Reformhaus, die zum Teil nur die Hauptwirkstoffe enthalten, hängt davon ab, wie stark sich der Blutdruck erhöht hat. Nur in leichten Fällen oder zur ergänzenden Behandlung genügen Tees, meist bevorzugt man fertige Kräutermedikamente, die auch genauer als der Tee dosierbar sind.

In leichten Fällen genügen Tees

Von den verschiedenen Kräutern mit blutdrucksenkender Wirkung wollen wir hier die wichtigsten vorstellen, die sich in der Praxis bewährt und ihre Wirksamkeit teilweise auch schon in exakten wissenschaftlichen Untersuchungen unter Beweis gestellt haben. Außer Rauwolfia sind alle rezeptfrei in Apotheken und Reformhäusern erhältlich und können auch zur Selbsthilfe verwendet werden.

Rauwolfia

Rauwolfia serpentina, die indische Schlangenwurzel, gehört auch in der Schulmedizin zu den Standardmitteln bei Bluthochdruck. Die Droge enthält zahlreiche Wirkstoffe, darunter vor allem das stark blutdrucksenkende Serpentin und das zusätzlich beruhigende Reserpin. Da die in Hinterindien, auf Java und Sri Lanka heimische Heilpflanze aber auch zu erheblichen Nebenwirkungen führen kann, steht sie unter Rezeptpflicht. In der Schulmedizin bevorzugt man die isolierten, zu Arzneimitteln aufbereiteten Hauptwirkstoffe, während die Biomedizin oft die Wurzel verwendet, die auch die anderen ergänzenden Wirkstoffe enthält.

Rezeptpflicht

Auch in der Homöopathie wird Rauwolfia häufiger

Homöopathische Zubereitungen

verordnet; da von den homöopathischen Zubereitungen keine Nebenwirkungen zu befürchten sind, erhält man sie auch rezeptfrei. Trotzdem sollten auch sie nicht zur Selbsthilfe verwendet werden, denn nur der Fachmann kann beurteilen, ob Rauwolfia überhaupt dem individuellen Krankheitsbild des Patienten entspricht.

Mistel

Ein anderes Hauptmittel der Pflanzenheilkunde gegen Bluthochdruck, die *Mistel*, eignet sich bedingt auch zur Selbsthilfe. Besser gibt man die daraus zubereiteten Fertigarzneimittel aber erst nach Rücksprache mit dem Therapeuten. Wenn Durchfall oder Brechreiz als Warnzeichen der Unverträglichkeit auftreten, muß die Behandlung sofort unterbrochen und der Fachmann aufgesucht werden.

Die Mistel gehört zu den Halbschmarotzern und wächst auf Laub- und Nadelbäumen, nimmt an deren Wasserhaushalt teil, baut ihre organische Substanz aber (im Gegensatz zu reinen Schmarotzern) selbst auf. Sie erweitert und entkrampft die Blutgefäße und senkt dadurch schonend den zu hohen Blutdruck. Darüber hinaus scheint die Droge das vegetative Nervensystem zu stabilisieren, was ebenfalls mit zur Normalisierung des Blutdrucks beiträgt.

Injektionen wirken oft besser

Mistelinjektionen wirken oft besser als die Einnahme von Mistelpräparaten, können aber auch zu stärkeren Nebenwirkungen (Kopfschmerzen, Fieber, Schüttelfrost, Herz-Kreislauf-Störungen und allergische Reaktionen) führen. Die Entscheidung, welche Form der Zubereitung im Einzelfall angezeigt ist, bleibt dem Therapeuten vorbehalten, der bei Bedarf die Injektionen vornimmt.

Knoblauch

Ausgezeichnetes Mittel zur Normalisierung leichter Hypertonie

Wachsende Bedeutung in der Hochdruckbehandlung erlangt seit einiger Zeit der *Knoblauch*, den man schon 3000 Jahre v. Chr. im alten Babylon und Ägypten schätzte und zeitweise göttlich verehrte. Er gilt als ausgezeichnetes Mittel zur Normalisierung leicht bis mittelstark erhöhter Blutdruckwerte. Darüber hinaus verbessert das „stinkende Gewand“, wie die alten Griechen ihn wegen seines starken Geruchs nannten, die Durchblutung und Herzmuskeltätigkeit, wirkt der

Arterienverkalkung und hohen Blutfettwerten entgegen, verbessert das Allgemeinbefinden und Leistungsvermögen und verhindert vorzeitige Alterserscheinungen vor allem an den Blutgefäßen. Diese umfassende Wirkung auf das Herz-Gefäß-System prädestiniert Knoblauch geradezu für die Grundbehandlung des hohen Blutdrucks und seiner Folgen. Insbesondere sollte er aber schon zur Vorbeugung dieser Zivilisationskrankheit regelmäßig verwendet werden.

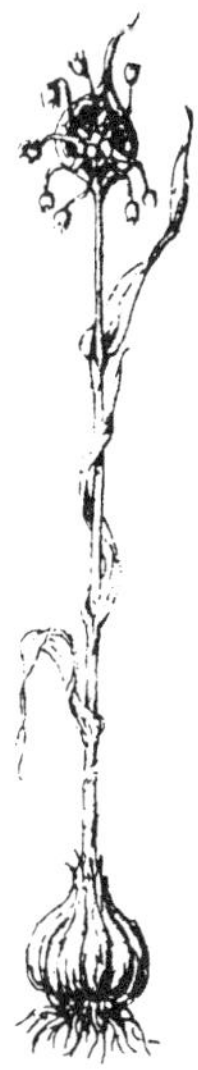

Am einfachsten gebraucht man den Knoblauch roh als Gewürz zu Salaten und Rohkost oder als Zusatz zu Quark und Butter. Die Tagesdosis soll 1–3 Zehen betragen, damit man eine ausreichende Wirkung erzielt. Man kann den Knoblauch aber auch frisch mit einer Spezialpresse ausquetschen und den Saft einnehmen, die Tagesdosis liegt bei 3mal 20 Tropfen. Außerdem stehen verschiedene Arzneimittel mit Knoblauch (zum Teil gemeinsam mit Ackerschachtelhalm, Mistel und/oder Weißdorn) zur Verfügung, die nach Gebrauchsanweisung verabreicht werden. Ein Teil dieser Medikamente wurde so hergestellt, daß ohne Wirkungseinbuße kein unangenehmer Knoblauchgeruch der Atemluft und Haut mehr auftritt.

Manche Patienten vertragen Knoblauch nicht so gut, das gilt vor allem bei Magenleiden und Hautkrankheiten; außerdem kann er bei zu niedrigem Blutdruck verboten sein, den er unter Umständen aber auch stabilisiert.

Bärlauch

Ähnlich wie Knoblauch, wenn auch nicht so umfassend und zuverlässig, wirkt der *Bärlauch.* Von ihm verwendet man Blätter und Zwiebeln; sie helfen frisch am besten, beim Trocknen büßen sie an Wirksamkeit ein. Es gibt auch einige Medikamente mit Bärlauch, die man nach Gebrauchsanweisung einnimmt.

Zwiebel

Schließlich sei auch noch die bekannte *Zwiebel* hervorgehoben, deren Verwendung man ebenfalls bis ins alte Ägypten zurückverfolgen kann. Zusammen mit Knoblauch diente sie damals bei Kulthandlungen als Opfergabe und wurde außerdem schon medizinisch genutzt. Die Wirkung auf das Herz-Gefäß-System ähnelt der des Knoblauchs, fällt aber nicht ganz so deutlich und umfassend aus. Hoher Blutdruck wird schonend normalisiert und die Herztätigkeit mild angeregt.

Zwiebeln verwendet man vorbeugend und zur ergänzenden Behandlung vor allem als Gemüse und Gewürz, am besten gemeinsam mit Knoblauch. Außerdem gibt es Arzneimittel mit Zwiebeln und anderen geeigneten Kräutern, die man nach Gebrauchsanweisung verabreicht.

Olivenbaum

Weniger bekannt ist bei uns bisher noch die blutdrucksenkende Wirkung der Blätter des Ölbaums (*Olivenbaums*). Sie erweitern die Blutgefäße und normalisieren dadurch schonend zu hohe Bluthochdruckwerte. Darüber hinaus werden sie auch noch zur Vorbeugung und ergänzenden Behandlung der Arteriosklerose und bei Angina pectoris verwendet. Einige biologische Arzneimittel enthalten Olivenbaumblätter zusammen mit anderen pflanzlichen Wirkstoffen; nach Gebrauchsanweisung werden sie zur Vorbeugung und ergänzenden Therapie genommen.

Olivenöl kann unterstützend wirken

Durch Olivenöl allein erzielt man keine ausreichende Wirkung, es kann aber unterstützend in der Ernährung verwendet werden. Wegen der Verunreinigungen durch das Lösungsmittel Per geriet Olivenöl in letzter Zeit aber ins Zwielicht; es bleibt abzuwarten, ob dieses Problem bald gelöst wird, bis dahin ist Vorsicht geboten.

Zum Abschluß sind noch 2 Heilpflanzen hervorzuheben, die zwar nicht speziell bei hohem Blutdruck helfen, aber zur ergänzenden Behandlung eingesetzt werden sollten, um das Herz und die Gefäße vor den Folgekrankheiten zu schützen.

Ackerschachtelhalm

Der *Ackerschachtelhalm* zeichnet sich durch seinen hohen Gehalt an Kieselsäure aus. Dieses lebenswichtige Spurenelement beeinflußt die Elastizität der Gefäßwände günstig. Deshalb kann man die Arterienverkalkung als Mitverursacher oder Folge des Bluthochdrucks dadurch vermeiden oder bereits eingetretene Arterienverhärtungen wieder bessern (in fortgeschrittenen Fällen aber nicht heilen).

Der *Weißdorn*, eine seit Jahrhunderten bewährte Heilpflanze, stärkt vor allem den Herzmuskel, der bei hohem Blutdruck chronisch überfordert wird. Ferner wirkt er beruhigend auf das vegetative Nervensystem und entspannt die Blutgefäße, was ebenfalls zur Senkung erhöhter Blutdruckwerte beiträgt, verbessert die Durchblutung und beugt der Arterienverkalkung vor. Wegen dieser umfassenden Schutz- und Heilwirkung empfiehlt sich Weißdorn praktisch immer zur Behandlung der Hypertonie, unabhängig davon, welche anderen therapeutischen Maßnahmen durchgeführt werden. Leichte Herzschwäche kann man allein durch Weißdorn behandeln, bei stärker ausgeprägter Herzinsuffizienz kann die Droge die Wirkung des dann oft erforderlichen Fingerhuts (Digitalis) und seine Verträglichkeit verbessern.

Weißdorn stärkt den Herzmuskel

Empfiehlt sich fast immer zur Behandlung der Hypertonie

Beide Heilpflanzen gebraucht man wegen der genaueren Dosierbarkeit in Form fertiger Arzneimittel. Besonders zu empfehlen sind Kombinationen aus Ackerschachtelhalm, Knoblauch, Mistel und Weißdorn, von denen man die bestmögliche Hilfe erwarten kann.

Kombinationen sind besonders wirksam

Darüber hinaus kennt die Pflanzenheilkunde noch verschiedene andere Kräuter, die im Einzelfall ebenfalls angezeigt sein können. Ihre Wirkungen treten aber nicht so deutlich und zuverlässig wie bei den hier empfohlenen Kräutern auf. Deshalb sollten sie nur nach ausdrücklicher Verordnung des Fachmanns angewendet werden.

Zur Behandlung der renalen Hypertonie empfiehlt sich vor allem die *Goldrute*, die auch bei chronischen Nierenschäden noch gut helfen kann. Selbstbehandlung ist beim nierenbedingten Hochdruck aber zu riskant, nur der Fachmann kann die notwendigen Heilverfahren verordnen.

Goldrute bei renaler Hypertonie

Wasseranwendungen

Auch die Wasserheilkunde wurde bereits in der Antike begründet und geriet dann lange Zeit fast in Vergessenheit. Erst im 18. und 19. Jahrhundert gewann sie vor allem durch Sebastian Kneipp neue Bedeu-

Sebastian Kneipp

tung. Er verstand es, die vorher einfachen, für viele Menschen zu anstrengenden Wasseranwendungen zu einem Therapiesystem auszubauen, das individuell sehr fein jedem Alter, jeder Konstitution und Krankheit angepaßt werden kann. Damit wurde der Weg frei für den Siegeszug der Wassertherapie (Hydrotherapie) und schließlich auch für ihre Anerkennung durch die Schulmedizin.

Der Temperaturunterschied Wasser – Körper ist wirksam

Vom Wasser selbst darf man kaum eine Wirkung erwarten, wirksam ist vor allem der Temperaturunterschied zwischen Körper und Wasser. Deshalb eignen sich Wassertemperaturen, die ungefähr der Hauttemperatur entsprechen, nicht zur Behandlung, das Wasser muß entweder kälter oder wärmer sein. Dann erzeugt es über das Nervensystem, die Gefäßregulation und den Stoffwechsel heilsame Reaktionen des Körpers. Über diese großen Funktionssysteme lassen sich praktisch alle Krankheiten beeinflussen, auch der Bluthochdruck und seine Folgeschäden.

Größere Wasseranwendungen sind anstrengend

Größere Wasseranwendungen bedeuten eine erhebliche Anstrengung und bleiben deshalb fachmännischer Verordnung vorbehalten. Zur ergänzenden Selbsthilfe eignen sich nur einfache Teilanwendungen, mit denen man oft schon eine ausreichende Wirkung erzielt.

In der Praxis haben sich vor allem die folgenden Wasseranwendungen gut bei hohem Blutdruck bewährt:

Armbad

Entspannnt und erweitert die Blutgefäße

Das Armbad wird bei Bluthochdruck warm mit Temperaturen um 39 °C durchgeführt. Es entspannt und erweitert die Blutgefäße nicht nur in den Armen, diese Wirkung setzt sich automatisch ins gesamte Gefäßsystem fort und senkt schonend den Blutdruck. Außerdem wird die Herzdurchblutung günstig beeinflußt, so daß man Armbäder auch bei Angina pectoris unterstützend anwenden kann.

Beide Arme werden mit den Fingerspitzen voran gleichzeitig bis unterhalb der Achselhöhlen ins warme Wasser getaucht. Die Anwendung dauert 15–20 Minuten, danach reibt man die Arme kräftig trocken.

Armguß

In seiner Wirkung ähnelt er dem Armbad, wird aber mit kaltem Wasser durchgeführt. Deshalb und wegen der mit dem Guß verbundenen mechanischen Hautreizung tritt die Wirkung auf die Gefäße etwas stärker ein.

Das kalte Wasser bewirkt zunächst eine Zusammenziehung der Gefäße, danach erweitern sie sich wieder und werden stärker durchblutet. Die Behandlung senkt deshalb nicht allein den Blutdruck, sondern verbessert auch die Elastizität der Arterienwände.

Verbessert auch die Elastizität der Arterienwände

Zur Behandlung entfernt man von den Badewannenarmaturen die Handbrause und stülpt einen Gummischlauch über den Anschlußstutzen. Den Wasserdruck stellt man so ein, daß das Wasser aus der senkrecht nach oben gehaltenen Schlauchmündung etwa eine Handbreite heraussprudelt.

Durchführung

Dann legt man ein Brett quer über die Badewanne, beugt den Oberkörper vor und stützt sich mit beiden Armen auf dem Brett ab.

Ein Helfer führt den Wasserstrahl vom rechten Handrücken außen am Arm empor zur Schulter, wartet hier etwa 10 Sekunden, damit sich auf dem Arm ein geschlossener Wassermantel bildet, und führt den Strahl dann außen am Arm zurück zum Handrücken; der rechte Arm wird außen nochmals in gleicher Weise begossen, dann wiederholt man die Behandlung sinngemäß außen am linken Arm.

Anschließend begießt man den rechten Arm innen von der Handfläche hinauf zur Achselhöhle und zurück 2mal hintereinander und wiederholt die Anwendung in gleicher Weise innen am linken Arm. Dann reibt man die Arme kräftig trocken.

Armbäder und -güsse werden nach Bedarf 1- bis 3mal täglich über längere Zeit regelmäßig durchgeführt und eignen sich auch gut zur Vorbeugung des Hochdrucks.

1- bis 3mal täglich

Wechselfußbad

Die Bezeichnung Fußbad trifft eigentlich nicht zu, denn das Wasser reicht dabei bis über die Mitte der Waden. Da man in Kneipps Allgäuer Heimat das ganze Bein einfach Fuß nennt, hat sich dieser Begriff eingebürgert.

Durchführung

Für die Anwendung benötigt man 2 ausreichend hohe Eimer oder ähnliche geeignete Gefäße. Eines füllt man mit 38–39 °C warmem, das andere mit kaltem Wasser, denn während der Behandlung wechselt man zwischen warm und kalt.

Zunächst badet man die beiden Beine 3 Minuten lang im warmen Wasser, dann geht man rasch für etwa 10 Sekunden ins kalte Wasser und kehrt dann sofort wieder für 3 Minuten ins warme Wasser zurück.

Insgesamt wechselt man 2- bis 3mal zwischen warm und kalt, beendet wird immer mit dem Kaltbad.

Wirkungen

Die rasch wechselnden Temperaturen fördern die Durchblutung besonders gut und trainieren die Gefäßregulation, außerdem wird Blutüberfüllung aus dem Kopf und anderen Körpergebieten nach unten in die Füße abgeleitet und das Gefäßsystem entspannt, so daß sich der hohe Blutdruck verringert.

1- bis 2mal täglich

Die Behandlung soll 1- bis 2mal täglich über längere Zeit durchgeführt werden und eignet sich auch schon zur Vorbeugung von Bluthochdruck und anderen Gefäßkrankheiten.

Lendenwickel

Der Lendenwickel wird zwar hauptsächlich bei Erkrankungen der Bauch- und Unterleibsorgane angelegt, wegen seiner entkrampfenden und aus den oberen Körperregionen ableitenden Wirkung eignet er sich aber auch zur ergänzenden Behandlung des Bluthochdrucks. Er kann 1- bis 3mal täglich durchgeführt werden.

Ergänzende Behandlung des Bluthochdrucks

Durchführung

Man benötigt dazu 2 Leintücher und 1 Wolltuch. Zunächst legt man das äußere Wolltuch auf das Bett, darauf kommt das um 2–3 cm kleinere mittlere, trok-

kene Leintuch und obenauf das nochmals 2–3 cm kleinere innere Leintuch, das in warmes Wasser getaucht und so gut ausgewrungen wird, daß es nicht mehr tropft.
Dann läßt man sich so auf den Tüchern nieder, daß sie vom Rippenbogen bis zur Mitte der Oberschenkel reichen, und schlägt jedes Tuch einzeln um den Körper. Darüber kommt die Bettdecke, mit der man den Körper von den Schultern bis zu den Füßen warm einhüllt.
Die Anwendung dauert, bis der Schweiß ausbricht (im Durchschnitt 1–2 Stunden). Dann nimmt man die Wickeltücher ab und ruht noch 1/2–1 Stunde warm zugedeckt im Bett, das verbessert die entspannende, blutdrucksenkende Wirkung.

Alle anderen Wasseranwendungen, die das Herz-Gefäß-System und den Blutdruck beeinflussen können, bleiben fachmännischer Verordnung vorbehalten, teilweise müssen sie sogar vom speziell ausgebildeten medizinischen Bademeister durchgeführt werden.

Bei Unwohlsein sofort abbrechen

Wenn während der Wasserbehandlung Unwohlsein, Schwindel oder andere unerwünschte Nebenwirkungen auftreten, wird sie sofort abgebrochen. Man trocknet sich ab und ruht im Bett, bis die Beschwerden abgeklungen sind. Bei länger anhaltenden Symptomen wird notfalls der Therapeut gerufen. Er muß nach einem solchen Zwischenfall unbedingt befragt werden, ehe man wieder mit Wasser behandelt. Nur selten wird man wegen Unverträglichkeit ganz auf Wasser verzichten müssen.

Homöopathische Medikamente

Homöopathie gehört zu den wichtigsten Naturheilmitteln

Die Homöopathie, 1796 von dem deutschen Arzt Samuel Hahnemann in die Medizin eingeführt, gehört zu den wichtigsten Naturheilverfahren. Zwar wird sie von der Schulmedizin noch nicht offiziell anerkannt, aber immer mehr Ärzte greifen wenigstens ab und zu einmal zu einem homöopathischen Heilmittel, wenn sie mit ihrer Schulweisheit am Ende sind. Die unbegründete, durch praktische Erfahrungen ebenso wie durch wissenschaftliche Untersuchungen widerlegte Skepsis gegenüber der Homöopathie erklärt sich teils aus Vorurteilen, vor allem aber aus ihrem Wirkungsprinzip, das sich mit der üblichen medizinischen Lehrmeinung nicht vereinbaren läßt.

Schwache Reize regen Selbstheilungsregulationen an

Die homöopathische Behandlung geht davon aus, daß starke Reize die Lebensfunktionen stören und zu Krankheiten führen, während schwache die Selbstheilungsregulationen des Körpers anregen, so daß er die Krankheitsursachen aus eigener Kraft überwinden kann. Deshalb werden keine in üblicher Weise zubereiteten Arzneimittel verwendet, sondern Wirkstoffe in unterschiedlich hoher Verdünnung (Potenz), die als schwache Reize wirken.

Individuelle Auswahl

Die Auswahl dieser Wirkstoffe erfolgt individuell entsprechend dem Krankheitsbild des einzelnen Patienten, wobei neben der körperlichen Krankheit auch das Seelenleben und die Lebensumstände des Menschen berücksichtigt werden. Das ermöglicht eine „maßgeschneiderte“, umfassende Therapie, wie sie durch keine andere Heilmethode erreicht wird.

Ähnliches möge durch Ähnliches geheilt werden

2500 Arzneimittelbilder

Bei der individuellen Auswahl der Arzneistoffe folgt die Homöopathie dem Grundsatz „Ähnliches möge durch Ähnliches geheilt werden“. Dem Therapeuten stehen dazu rund 2500 Arzneimittelbilder zur Verfügung, die angeben, zu welchen Symptomen der unverdünnte Wirkstoff bei Gesunden führt. Seine Aufgabe besteht nun darin, den Wirkstoff auszuwählen, dessen Arzneimittelbild den Symptomen des Patienten am nächsten kommt, und diesen dann in der richtigen Verdünnung zu verordnen, damit er die körpereigenen Selbstheilungsregulationen gezielt gegen die Erkrankung anregt. Das erfordert eine fundierte Ausbildung und viel Erfahrung, deshalb kommt die klassische Homöopathie zur Selbsthilfe nur bedingt in Frage.

Wer sich nicht gleich einem homöopathisch orientierten Therapeuten anvertrauen will, kann die Behandlung mit einem der Standardmittel versuchen, die sich in vielen Fällen bewährt haben. Dann muß er aber das Risiko eingehen, daß er einen falschen Wirkstoff aussucht, der unzureichend oder überhaupt nicht hilft. Um diese Gefahr zu verringern, kann man auch ein fertiges Arzneimittel mit einem Wirkstoffkomplex aus mehreren geeigneten Standardmitteln verwenden, die sich in ihrer Wirkung ergänzen und verstärken; unter Umständen befindet sich darunter auch das „maßgeschneiderte" Einzelmittel, so daß man eine optimale Wirkung erzielt. Allerdings ist diese Komplexhomöopathie umstritten, weil manche Fachleute davon ausgehen, daß der Komplex aus verschiedenen Wirkstoffen zusammen einen ganz neuen Wirkstoff ergibt, dessen Arzneimittelbild zunächst genau ermittelt werden müßte. Aber trotzdem helfen auch die Komplexmittel vielen Patienten gut.

Komplexmittel

Komplexhomöopathie ist umstritten

Man sollte nie unnötig lang durch Homöopathika an sich selbst „herumdoktern"; wenn die Wirkung nicht bald spürbar eintritt, wird es Zeit, den Fachmann zu konsultieren.

Die folgenden Standardmittel der Homöopathie haben sich bei Bluthochdruck oft gut bewährt, müssen aber nicht in jedem Fall angezeigt sein. Insgesamt kennt die Homöopathie über 90 verschiedene Einzelmittel, die individuell entsprechend dem Krankheitsbild angewendet werden müssen.

Standardmittel gegen Bluthochdruck

- ***Arnica (Bergwohlverleih) D 6*** bei Hochdruck mit Schwindel, Ohrensausen, Neigung zu Nasenbluten, Blutandrang zum Kopf mit erhöhtem Schlaganfallrisiko, Kreislaufschwäche und Herzbeschwerden.
- ***Aurum metallicum (Blattgold) D 6*** bei Bluthochdruck mit Blutandrang zum Kopf, Kopfschmerzen, Ohrensausen, Schlafstörungen, Unruhe und Herzangst.
- ***Barium carbonicum (Bariumkarbonat) D 4*** bei Widerstandshochdruck durch Arterienverkalkung mit verlangsamtem Puls und spürbarem Herzklopfen.

- ***Cactus grandiflorus (Königin der Nacht) D 2*** bei Hochdruck mit Herzbeklemmung (Herz wie zusammengeschnürt) bis zu Angina-pectoris-Anfällen.
- ***Plumbum metallicum (Blei) D 6*** vor allem bei Bluthochdruck durch Verkalkung der Nierenarterien, versuchsweise auch zur Entgiftung bei Bleivergiftungen mit Bluthochdruck.
- ***Rauwolfia serpentina (indische Schlangenwurzel) D 4***, ein homöopathisches Hauptmittel vor allem bei essentieller Hypertonie, das schonender als Rauwolfia in nicht homöopathischer Zubereitung wirkt; gelegentlich kann es zur erheblichen Müdigkeit kommen, die darauf hinweist, daß der Organismus zur Ausheilung des Hochdrucks mehr Ruhe und Erholung braucht.
- ***Viscum album (Mistel) D 4*** vor allem bei essentiellem Hochdruck mit Schwindel und Gefäßkrämpfen bis hin zu Angina-pectoris-Anfällen (in homöopathischer Form wirkt Mistel aber nur gegen die Symptome, kann nicht heilen).

Diese Beispiele genügen für einen Selbstversuch mit homöopathischen Mitteln, veranschaulichen gleichzeitig aber auch, daß man dabei stets die Symptome des Einzelfalls berücksichtigen muß. Komplexmittel enthalten im allgemeinen einige dieser Standardmittel, vor allem Rauwolfia.

Keine Nebenwirkungen

Homöopathische Mittel bieten gerade bei der oft notwendigen Langzeittherapie des Bluthochdrucks auch noch den Vorteil, daß bei richtiger Anwendung keine unerwünschten Nebenwirkungen zu befürchten sind.

Erstverschlimmerung

Anfangs kann es zwar vorübergehend zur Erstverschlimmerung kommen, diese zeigt aber an, daß das richtige Mittel ausgewählt wurde und der Körper beginnt, die Krankheitsursachen zu bekämpfen. Man darf diese kurze Verschlimmerung also nicht durch chemische Medikamente unterdrücken.

Blutentziehende Maßnahmen

Die blutentziehende Therapie wird bei hohem Blutdruck seit alters erfolgreich angewendet, insbesondere bei Gefahr eines Schlaganfalls. Heute geriet sie etwas in Vergessenheit. Die Behandlung bleibt immer dem Therapeuten vorbehalten.

Aderlaß

Das „Zur Ader Lassen" gehörte im Mittelalter zu den häufigsten Heilverfahren und wurde manchmal so oft durchgeführt, daß man den Patienten schließlich zu Tode kurierte. Richtig angewendet ist der Aderlaß aber gut verträglich und wirksam. Im Prizip geschieht dabei das gleiche wie beim Blutspenden – dem Körper wird aus der Armvene eine bestimmte Menge Blut (in der Regel 100–500 ml) entzogen. Dadurch verdünnt sich das restliche Blut und fließt wieder besser durch die Gefäße. Außerdem wird der Körper angeregt, vermehrt Blut zu bilden, was die Sauerstoffversorgung der Organe verbessert.

Gut verträglich und wirksam

Da Bluthochdruck im allgemeinen mit einer Blutverdickung einhergeht, gehört er zu den wichtigsten Heilanzeigen des Aderlasses. Gleichzeitig beugt man damit dem Schlaganfall und Herzinfarkt vor, beseitigt Blutstauungen im Körper und bessert Harnvergiftung, die bei Nierenschäden (renaler Hochdruck) eintreten kann. Eine zufriedenstellende Wirkung erreicht man erst nach mehrmaligem Aderlaß.

Heilanzeigen

Interessant ist in diesem Zusammenhang noch, daß der Aderlaß den Eiweißüberschuß im Blut und in den arteriosklerotisch veränderten Gefäßwänden verändern kann. Darunter leiden viele Menschen als Folge der falschen, zu eiweißreichen Zivilisationskost. Der Eiweißüberschuß trägt mit zur Arterienverkalkung und ihren Folgekrankheiten bei. Allein mit dem Aderlaß ist es aber nicht getan, die Ernährung muß auch entsprechend der Anleitungen dieses Buches umgestellt werden.

Verändert den Eiweißüberschuß im Blut

Schröpfen

Auch beim Schröpfen entzieht man dem Körper Blut, meist aber sehr viel weniger als beim Aderlaß. Deshalb erzielt man dadurch bei Bluthochdruck, Arterienverkalkung und ähnlichen Krankheiten auch keine so gute Wirkung. Trotzdem kann die Therapie im Einzelfall ergänzend angezeigt sein, weil es dabei zur allgemeinen Umstimmung mit Anregung der körpereigenen Selbstheilungsregulationen kommt.

Beim Schröpfen unterscheidet man die unblutige und die blutige Form.

Unblutiges Schröpfen

Beim *unblutigen Schröpfen* werden die Schröpfköpfe aus Glas auf die Haut gesetzt und luftleer gepumpt. Dadurch wird die Haut in die Glasglocken hineingezogen, und es kommt zum Bluterguß mit bläulichroter Verfärbung der Haut. Dabei entstehen körpereigene Reizstoffe mit umstimmender Wirkung, denen größere Bedeutung als den geringen Blutverlusten unter die Haut zukommt.

Blutiges Schröpfen

Beim *blutigen Schröpfen*, das sich zur Hochdruckbehandlung besser eignet (vor allem bei Hypertonie mit Kopfschmerzen und Schwindel), wird die Haut zunächst mit einem Schröpfschnepper angeritzt, dann setzt man die Glasglocken auf und pumpt sie luftleer. Je nach Anzahl der Schröpfköpfe entzieht man dadurch bei jeder Anwendung 50–150 ml Blut.

Wenn das Schröpfen über Reflexzonen erfolgt, kann die Wirkung auf den hohen Blutdruck gezielt verbessert werden. Am besten bewährt sich das Schröpfen möglichst hoch zwischen den Schulterblättern.

Reizkörpertherapie

Eine Art Reizkörperbehandlung führt man auch beim Schröpfen durch, weil dabei umstimmende körpereigene Stoffe (Reizkörper) in der Haut entstehen und die Selbstheilungsregulationen anregen.

Örtliche Hautreizung

Im engeren Sinne versteht man darunter die örtliche Hautreizung durch Bürstenmassagen, Bäder, andere lokale Wasseranwendungen, hautreizende Öle und Salben, Eigenblut-, Baunscheidttherapie und ähnliche Maßnahmen. Dabei zerfallen Eiweißstoffe in der Haut und aktivieren die Abwehr- und Widerstandskraft des Körpers. Durch Reizung geeigneter Hautreflexzonen kann man die Wirkung noch verstärken, weil sich der heilende Reiz von der Reflexzone gezielt auf die zugehörigen Organe und Gewebe ausdehnt.

Zerfallende Eiweißstoffe aktivieren die Abwehrkraft des Körpers

Wir beschränken uns darauf, 2 Formen der Reizkörpertherapie vorzustellen, die sich auch bei hohem Blutdruck eignen. Beide bleiben fachmännischer Anwendung vorbehalten.

Baunscheidtismus

Carl Baunscheidt

Akupunktur des Westens

Der Bonner Feinmechaniker Carl Baunscheidt entwickelte im 19. Jahrhundert diese Form der Reizkörpertherapie, die in letzter Zeit als „Akupunktur des Westens“ wieder mehr Beachtung findet. Dazu konstruierte er ein Gerät, das durch Federdruck 20–30 feine Nadeln oberflächlich in die Haut schnellt. Da es Baunscheidt nachweislich gelang, damit einige Scheintote wieder zu beleben und vor der qualvollen Erstikkung im Sarg zu retten, nannte er sein Instrument „Lebenswecker“.

Baunscheidtöl

In die kleinen Hautwunden wird das hautreizende Baunscheidtöl eingerieben und erzeugt einen Hautausschlag, der nur steril abgedeckt, aber nicht behandelt werden darf. Er heilt nach einigen Tagen von selbst wieder ab. Die körpereigenen Reizstoffe, die dabei gebildet werden, wirken gut umstimmend und führen sogar bei hartnäckigen Krankheiten, die auf keine andere Behandlung mehr richtig ansprechen, oft noch zur erstaunlichen Besserung.

Beim Bluthochdruck wird der Baunscheidtsche Ausschlag am besten (wie beim Schröpfen) hoch zwischen den Schulterblättern erzeugt, wenn nötig auch noch weiter unten am Rücken. Die Behandlung wird in längeren Abständen meist mehrfach wiederholt, ehe sich der volle Erfolg einstellt.

Eigenbluttherapie

Lohnt sich auch bei Bluthochdruck

Ein Versuch mit Eigenblut, das oft mit geeigneten homöopathischen Arzneimitteln vermischt oder durch ultraviolette Bestrahlung vorbehandelt wird, lohnt sich im Einzelfall auch beim Bluthochdruck und bei verschiedenen Herz-Gefäß-Krankheiten. Die Wirkungsweise ist noch nicht genau geklärt, steht aber außer Zweifel. Wahrscheinlich erklärt sie sich auch wieder aus dem umstimmenden Reiz, den die Einspritzung des eigenen Bluts erzeugt.

Durchführung

Zur einfachen Eigenblutbehandlung entnimmt der Therapeut aus der Armvene eine bestimmte Menge Blut (oft im Verlauf der Therapie von 0,5 auf 5 ml ansteigend) und spritzt sie sofort in den Gesäßmuskel. Wenn das Blut mit homöopathischen Mitteln kombiniert wird, vermischt man es vorher mit den entsprechenden Injektionslösungen. Durch UV-Bestrahlung wird das Blut vor der Einspritzung verändert und übt dann einen stärkeren Reiz aus.

Hämatogene Oxidationstherapie

Eine Sonderform der Eigenbluttherpie geht auf den Schweizer Professor Wehrli zurück und wird als *hämatogene Oxidationstherapie* bezeichnet (abgekürzt HOT). Dazu bestrahlt man das aus der Vene entnommene Blut mit einem speziellen Ultraviolett-Kaltstrahler, dessen Strahlung das Bluteiweiß nicht schädigt.

Ozon

Dabei entsteht der 3atomige Sauerstoff Ozon, der nach der Einspritzung des vorbehandelten Bluts die Sauerstoffversorgung und Durchblutung verbessert. Das hilft zwar nicht unmittelbar gegen den Bluthochdruck, aber gegen die Arterienverkalkung und ihre Folgen.

Reflexzonenmassage

Zwischen der Haut und den inneren Organen bestehen Nervenverbindungen. Deshalb können Krankheiten zur Druckempfindlichkeit oder zu Schmerzen in den entsprechenden Hautzonen führen, die der erfahrene Fachmann zur Diagnose nutzt. Umgekehrt ist es

auch möglich, durch Beeinflussung der Hautzonen eine Heilwirkung auf die erkrankten inneren Organe auszuüben. Dazu verwendet man hautreizende Öle und Salben, Injektionen nervenwirksamer Arzneimittel und für den Hausgebrauch einfache Massagen.
Beim Bluthochdruck liegt (außer bei Nierenhochdruck) keine Erkrankung einzelner innerer Organe vor, die man über eine bestimmte Hautzone behandeln könnte. Die praktische Erfahrung lehrt aber, daß bei Hypertonie die Streichmassage des gesamten Rückens von den Schultern bis hinab zum Gesäß nützlich ist.

Streichmassage

Zur Streichmassage legt ein Helfer die Finger beider Hände untereinander auf ein Schulterblatt des Patienten. Mit sanftem Druck streicht er dann quer über den Rücken hinüber zum anderen Schulterblatt. Dann geht er etwas tiefer und streicht wieder quer über den Rücken zur anderen Körperseite und etwas tiefer wieder zurück. So fährt er fort, bis der gesamte Rücken von oben bis unten massiert wurde.
Die Anwendung wird jeweils 3- bis 5mal hintereinander durchgeführt, insgesamt 2- bis 4mal täglich. Das genügt allein kaum zur Blutdrucktherapie, unterstützt aber gut die anderen Behandlungsmaßnahmen.

Reflexzonenmassage am Fuß

Eine Sonderform der Reflexzonenmassage geht davon aus, daß der Fuß als zentrale Schaltstelle des Körpers ein verkleinertes Abbild des gesamten Organismus darstellt und die einzelnen Fußzonen mit inneren Organen in Beziehung stehen. Deshalb erzielt man auch durch Massage der entsprechenden Zonen am Fuß eine reflektorische Wirkung auf andere Körperregionen. Die Zonen, die am Fuß behandelt werden müssen, erkennt man meist daran, daß sie auf Fingerdruck schmerzen.

Durchführung

Zur Reflexzonenmassage am Fuß tastet man zunächst mit den Fingern die Fußsohlen ab, damit man die zur Behandlung notwendigen Zonen am Schmerz erkennt. Diese behandelt man dann nacheinander durch unterschiedlich starke, kreisende Massage mit den Fingerkuppen, zur stärkeren Massage auch mit der Kuppe des Daumens.

Bei Bluthochdruck werden stets beide Fußsohlen massiert. Im allgemeinen behandelt man die Reflexzonen von Nieren, Harnleiter und Blase, zusätzlich können auch noch andere schmerzende Zonen massiert werden. Die Nierenzone befindet sich ungefähr in der Mitte des Fußgewölbes etwas nach innen versetzt. Von hier aus zieht die Harnleiterzone schräg nach innen hinab Richtung Ferse, wo sie am Beginn der Ferse in die Blasenzone übergeht.

Man sucht also in den genannten Fußsohlengebieten nach schmerzenden Punkten und massiert diese ungefähr 1/2–1 Minute lang, insgesamt 2- bis 3mal täglich über längere Zeit.

Reflexzonenroller

Man kann sich die Reflexzonenmassage am Fuß erleichtern, indem man mit einem Reflexzonenroller aus dem Reformhaus oder Sanitätsfachhandel die ganze Fußsohle von den Zehen bis zur Ferse behandelt. Dadurch wird der gesamte Organismus günstig beeinflußt. Die Massageroller werden nach Gebrauchsanweisung mehrmals täglich verwendet.

Akupunktur – Akupressur

Seit Jahrtausenden in China bekannt

Diese beiden Heilverfahren kennt man in China seit über 5 Jahrtausenden. Die Akupressur hat dort heute noch die Bedeutung eines Volksheilmittels, dessen Technik schon an den Schulen gelehrt wird. Auch bei uns gewannen die beiden Heilverfahren in den letzten Jahren an Bedeutung und wurden zum Teil auch schon wissenschaftlich bestätigt. Genau kann man aus europäischer Sicht allerdings noch nicht erklären, wie diese Punktbehandlung wirkt.

Energie im Körper

Meridiane

Die asiatische Medizin geht davon aus, daß der menschliche Körper von Energie durchströmt wird, die sich über bestimmte, bisher nicht nachgewiesene Bahnen (Meridiane) im Körper verteilt. Ein Teil der Energie ist als Erbenergie von Geburt an vorhanden, einen anderen Teil gewinnt man aus der Nahrung, der Rest wirkt von außen ein. Solange die Energie ungestört durch den Organismus zirkuliert, bleibt man gesund. Stauungen und andere Störungen des Energieflusses führen zur Krankheit. Über bestimmte Hautpunkte über den Meridianen kann der Energiestrom wieder harmonisiert und dadurch die Gesundheit wiederhergestellt werden.

Akupunktur

Bei der Akupunktur werden Nadeln in verschiedene Punkte gestochen und gedreht, um den Energiestrom wieder zu harmonisieren. Anstelle von Nadeln verwendet man heute auch Elektroden, mit denen elektrischer Strom in die Punkte geleitet wird. Diese Elektroakupunktur wirkt ähnlich gut wie die Nadelbehandlung, ist für den Patienten aber angenehmer, weil der Nadelstich entfällt.

Elektroakupunktur

Akupressur

Bei dieser Methode werden die Punkte durch Druckmassage mit den Fingerkuppen behandelt; sie eignet sich auch zur Selbsthilfe, kann die Akupunktur aber nicht immer vollwertig ersetzen.

Eignet sich zur Selbsthilfe

Bei Bluthochdruck kann Akupressur zur ergänzenden Behandlung selbständig durchgeführt werden. Dazu legt man zunächst beide Zeigefinger rechts und links vom Adamsapfel gleichzeitig auf die Halsschlagader und massiert sie etwa 30 Sekunden lang unter nicht zu kräftigem, kreisendem Druck der Zeigefingerkuppe; dabei wird tief und regelmäßig durchgeatmet. Anschließend sucht man in der Mitte des Nackens die ungefähr beim Haaransatz tastbare Grube unterhalb der Schädelbasis. Hier preßt man 2mal hintereinander je 7 Sekunden lang kräftig kreisend mit der Daumenkuppe.

Durchführung

Zum Schluß sucht man an der Daumenseite des Handgelenks in Höhe der Handgelenksfurche den leicht schmerzenden Akupressurpunkt, der kräftig kreisend 15 Sekunden lang mit der Zeigefingerkuppe massiert wird (zuerst am rechten, dann am linken Handgelenk), und danach links außen an der Brustseite auf der 4.

Rippe den ebenfalls leicht schmerzenden Harmonisierungspunkt für den Blutdruck, der unter leicht kreisendem Druck des Zeigefingers 1–2 Minuten lang behandelt wird.
Die Akupressur soll in der beschriebenen Weise täglich 2- bis 3mal über lange Zeit durchgeführt werden, damit sich die Wirkung zunehmend verbessert.

Chemische Arzneimittel

Bei starkem Bluthochdruck anfangs unentbehrlich

Es hieße den Fortschritt der Medizin ignorieren, wollte man strikt auf alle chemischen Medikamente verzichten. Gerade bei starkem Bluthochdruck, der eine akute Gefahr darstellt, sind sie anfangs zum Teil unentbehrlich. Die möglichen Nebenwirkungen müssen dann in Kauf genommen werden und lassen sich aus der Gefährdung des Patienten rechtfertigen. Allerdings sollte man möglichst bald zur biologischen Behandlung übergehen, die normalerweise gut vertragen wird.

> Vor allem darf man aber auch bei Einnahme stark wirksamer chemischer Arzneimittel nicht die weiter vorne empfohlenen Veränderungen falscher Ernährungs- und Lebensgewohnheiten vernachlässigen, denn sie bilden immer die unentbehrlichen Grundlagen der Therapie.

Ein Teil der chemischen Wirkstoffe wird auch von der Biomedizin verordnet, weil sie gut vertäglich sind.

Betablocker

Adrenalin

Das Hormon Adrenalin wird im Nebennierenmark und in Teilen des sympathischen Nervensystems gebildet und wirkt erregend auf das vegetative Nervensystem. Unter anderem beschleunigt es den Puls und erhöht den Blutdruck. Die Wirkung des Hormons auf die verschiedenen Körperfunktionen kommt über „Vermittler" (Rezeptoren) zustande, die man bisher zwar noch nicht genau kennt, aufgrund ihrer Funktionen aber theoretisch annehmen kann.

2 Rezeptorarten

Für die Wirkung des Adrenalins sind 2 Arten von Rezeptoren zuständig, die man als Alpha- und Betarezeptoren bezeichnet, neuerdings vermutet man auch noch Gammarezeptoren.

Die Alpharezeptoren interessieren hier nicht, obwohl auch ihre Blockade bei Bluthochdruck helfen kann. Häufiger setzt man bei Hypertonie Arzneimittel zur Blockade der Betarezeptoren ein. Sie senken den Hochdruck, indem sie die Erregungsleitung zum vegetativen Nervensystem blockieren. Außerdem normalisiert man dadurch auch den Pulsschlag, bessert Herzrhythmusstörungen und Angina pectoris. Darüber hinaus diskutiert man weitere Anwendungsgebiete, über die man bisher jedoch wenig weiß.

Betarezeptoren

Betablocker

Betarezeptorenblocker (Betablocker) gehören heute zu den bei Hypertonie am häufigsten verordneten chemischen Arzneimitteln, weil sie gleichzeitig das bei vielen Patienten in Mitleidenschaft gezogene Herz günstig beeinflussen und dem gefürchteten Infarkt vorbeugen. Nicht angezeigt sind sie bei schwerer Herzschwäche, verlangsamtem Herzschlag, ausgeprägten Durchblutungsstörungen, Asthma und einigen anderen Bronchialkrankheiten sowie beim Kreislaufschock.

Gegenanzeigen

Nebenwirkungen

Erhebliche Nebenwirkungen drohen vor allem bei längerer und/oder hochdosierter Anwendung. Unangenehm, aber noch relativ harmlos sind Müdigkeit, Übelkeit, Durchfall und Verstopfung; es kann aber auch zu verstärkten Durchblutungsstörungen in den Gliedern, Muskelkrämpfen, unerwünscht starkem Blutdruckabfall, Störungen der Herz- und Atemfunktionen, ja sogar zu Halluzinationen kommen. Ob diese Risiken in Kauf genommen werden müssen, weil der hohe Blutdruck die größere Gefahr darstellt, kann nur der Fachmann je nach Einzelfall entscheiden.

Entwässernde Medikamente

Anregung der Harnausscheidung

Durch Anregung der Harnausscheidung entlastet man das Herz, schwemmt Wasseransammlungen, die vor allem bei Herzschwäche auftreten, und Kochsalzüberschuß aus dem Körper und senkt den erhöhten Blutdruck. Deshalb werden entwässernde Arzneimittel (Diuretika, Saluretika) bei Hypertonie häufiger verordnet, insbesondere bei älteren Menschen.

Diuretika, Saluretika

Man unterscheidet die folgenden beiden Gruppen der Diuretika:

- *direkte Diuretika*, die unmittelbar in die Nierenfunktion eingreifen, indem sie bei der Harnbereitung die Rückgewinnung von Flüssigkeit vermindern, so daß mehr Wasser ausgeschieden wird;
- *indirekte Diuretika,* die außerhalb der Nieren zur vermehrten Harnausscheidung führen, z. B. Fingerhut (Digitalis) durch verbesserte Herzleistung.

Ob die Harnausscheidung durch chemische oder pflanzliche Arzneimittel oder durch entwässernde Diätkuren (wie die weiter vorne beschriebene Apfel-Reis-Diät) angeregt wird, entscheidet der Therapeut.

Nebenwirkungen

Nebenwirkungen sind immer möglich, vor allem zu hohe Flüssigkeits- und Vitalstoffverluste, Kreislaufregulationsstörungen, zu starker Blutdruckabfall und Harnsäureüberschuß im Blut, der zur Gicht führen kann.

Zum Teil werden Diuretika zusammen mit Betablockern verordnet, dann kommen noch deren Nebenwirkungen hinzu.

Oft kann man auf Diuretika verzichten oder sie bald wieder absetzen, wenn man in der Ernährung Kochsalz strikt meidet, da es die Flüssigkeitsausscheidung hemmt, und regelmäßig entwässernde Diätkuren durchführt.

Andere Arzneimittel

Neben Diuretika und Betablockern verwendet die Schulmedizin noch andere blutdrucksenkende Medikamente, die zum Beispiel die Blutgefäße erweitern. Es erübrigt sich, darauf noch einzugehen, die Verordnung bleibt dem Fachmann vorbehalten. Nebenwirkungen sind auch bei diesen Arzneimitteln möglich. Wachsende Bedeutung gewannen in der letzten Zeit die Kalziumantagonisten zur Regulierung des Kalziumhaushalts. Da sie nicht unbedenklich sind, versucht man zum Teil, den hohen Blutdruck durch Kalzium selbst zu behandeln, das besser vertragen wird.

Kalzium-antagonisten

Nach den heute vorliegenden Erfahrungen scheint Kalzium vor allem älteren Hypertonikern und der großen Zahl derer zu helfen, die auf zu viel Kochsalz mit Hochdruck reagieren. Ein Versuch mit Kalzium nach Rücksprache mit dem Therapeuten lohnt sich also. Die Kalziumwirkung wird daraus erklärt, daß es die Spannung der Gefäßwände und damit den Hochdruck günstig beeinflußt.

Kalziumwirkung

Ergänzend kann auch noch Magnesium empfohlen werden. Es wirkt zwar nicht so spezifisch wie Kalzium bei Bluthochdruck, als „Anti-Streß-Mineral" harmonisiert es aber die Funktionen des vegetativen Nervensystems, löst Gefäßverkrampfungen, beugt zu hohen Blutfettwerten als Risikofaktor der Arterienverkalkung vor, stärkt das Herz und schützt vor dem Infarkt. Damit wird ein umfassender Schutz erreicht, der den Folgen des Hochdrucks vorbeugt.

Magnesium

Anti-Streß-Mineral

Psychotherapeutische Maßnahmen

Zu hoher Blutdruck wird viel zu oft nur medikamentös behandelt, weil das für den Arzt und Patienten am einfachsten ist. Häufig sind Arzneimittel (zumindest chemische) aber überflüssig oder nur anfangs notwendig, wenn man neben der Reform der Ernährungs- und Lebensweise regelmäßig Entspannungsübungen durchführt oder bei stärkeren seelisch-nervösen Faktoren eine fachmännische Psychotherapie einleitet.

Wert der Entspannungstherapie ist nachgewiesen

Den Wert der Entspannungstherapie wies zum Beispiel eine Studie britischer Wissenschaftler nach. Sie entwickelten ein Entspannungsprogramm und unterwiesen Ärzte darin, die dann ihre Patienten dazu anleiteten. Nach einiger Zeit konnten alle Patienten die Medikamente absetzen, ohne daß es zum erneuten Anstieg des Blutdrucks kam. Ob man das verallgemeinern darf, läßt sich noch nicht beurteilen, aber dieses Ergebnis beweist, daß Entspannungstraining zumindest die anderen Therapiemaßnahmen bei Bluthochdruck wirksam ergänzt. Vor allem das autogene Training bewährt sich dazu gut.

Autogenes Training

Johannes Heinrich Schultz

Diese Selbsthilfemethode wurde in den 30er Jahren von dem Berliner Nervenarzt Professor Dr. Johannes Heinrich Schultz eingeführt und fand zahlreiche Anhänger. Sie beruht auf Elementen der Hypnose und des Yoga, die Schultz zu einer einfachen, systematisch aufgebauten Entspannungstechnik zusammenfügte, die von den meisten Menschen erlernt werden kann. Neben der Entspannung erlaubt sie auch noch die positive Selbstbeeinflussung durch Vorstellungen, die im Unbewußten eingeprägt werden und sich von dort her nach einiger Übung unwiderstehlich erfüllen.

Autogenes Training erlernt man am besten im Gruppenkurs beim Therapeuten oder an der Volkshochschule. Wenn dazu keine Möglichkeit besteht, genügt auch ein Buch oder eine Tonkassette. Wir können uns deshalb hier darauf beschränken, die Grundlagen des Trainings zu beschreiben und einige Formulierungshilfen zur Selbstbeeinflussung zu geben.

Unterstufe besteht aus 6 Übungen

Die Unterstufe des autogenen Trainings besteht aus 6 Übungen, die Körper, Geist und Seelenleben tief entspannen. Zunächst stellt man sich 2 Wochen lang Schwere im rechten Arm (Linkshänder besser links) vor. Danach erzeugt man im gleichen Arm 2 Wochen lang ein Wärmegefühl. Später setzen sich Schwere

und Wärme, die zur Muskel- und Gefäßentspannung führen, automatisch in den übrigen Körper fort (Generalisierung).
In der 5. und 6. Woche beruhigt man die Herzfunktionen. Bei dieser Übung treten häufiger unerwünschte Begleiterscheinungen auf, die mit dem Fachmann besprochen werden sollten. Wenn sie sich nicht beseitigen lassen, fällt die Herzübung besser aus, und man geht gleich zur Atemübung über, die normalerweise aber erst in der 7. und 8. Woche folgt. Sie harmonisiert die Atmung, ohne daß sie willentlich beeinflußt wird, allein durch die Macht der Vorstellungen.
Ab der 9. Woche übt man 14 Tage lang die Wärme im Leib, die vor allem die Bauchorgane entspannt. Zur Übung 6 stellt man sich in der 11. und 12. Woche leichte Kühle auf der Stirn vor, um die Entspannung weiter zu vertiefen.

In tiefer Entspannung sich selbt positiv beeinflussen

Wenn man nach knapp 3 Monaten alle 6 Grundübungen beherrscht, kann man sich in tiefer Entspannung selbst positiv beeinflussen. Das ist beim Bluthochdruck aber nicht unbedingt erforderlich, schon die regelmäßigen Entspannungsübungen können ihn ausreichend senken. Die Vorstellungen zur Selbstbeeinflussung werden bei jedem Training 30mal wiederholt. Gut eignen sich nach praktischer Erfahrung zum Beispiel die folgenden Suggestionen:

Suggestionen

„An jedem Ort, zu jeder Zeit Ruhe und Gelassenheit – Stirn angenehm kühl, Kopf leicht und klar."
„Ich bin und bleibe immer und überall ruhig, gelassen und sicher, fühle mich frei und geborgen, lebe mit Lust und Freude."
„Immer und überall ruhig, gelassen und gelöst – nichts und niemand bringt mich aus der Fassung."

Den individuellen Bedürfnissen entsprechend formulieren

Solche Vorstellungen, die man entsprechend den individuellen Bedürfnissen formuliert, setzen sich allmählich gegen die seelisch-nervösen Ursachen des Hochdrucks durch, lösen Gefäßverkrampfungen, schützen vor übermäßigen Streßreaktionen und harmonisieren die Herz-Kreislauf-Funktionen.

2- bis 3mal täglich

Anfänger sollten autogenes Training 2- bis 3mal täglich durchführen, später genügen 1–2 Übungen am

Tag. Wenn man das Training gut beherrscht, kann es so weit verkürzt werden, daß man sich durch eine einfache Kurzformel in etwa 1 Minute tief entspannen kann, das hilft vor allem gegen Streß im Lauf des Tages.

Zurücknehmen der Übungszustände

Nach dem Training – bei positiver Selbstbeeinflussung erst nach der 30maligen Wiederholung der Vorstellung – nimmt man die Übungszustände durch kräftiges Beugen und Strecken der Arme und einen tiefen Atemzug zurück, um zu verhindern, daß die im Alltag unerwünschte tiefe Entspannung nach den Übungen andauert.

Oberstufe des AT

Geübte können unter fachmännischer Anleitung die Oberstufe des autogenen Trainings erlernen, das ähnlich wie die Psychoanalyse zur vertieften Selbsterkenntnis und Reifung der Persönlichkeit führt. Notwendig ist das beim hohen Blutdruck aber nicht.

Autogenes Training sollte als praktische Lebenshilfe ein Leben lang täglich mindestens einmal geübt werden, damit beugt man auch vielen anderen Krankheiten vor.

Selbsthypnose

Eines der ältesten Heilverfahren

Die Hypnose gehört zu den ältesten Heilverfahren der Menschheit. Schon im antiken Griechenland und Ägypten nutzte man sie zu Kult- und Heilzwecken. Nachdem sie lange Zeit fast in Vergessenheit geraten war, wendet man sie neuerdings wieder häufiger an.

Gute Erfolge bei Bluthochdruck

Auch bei Bluthochdruck lassen sich damit oft gute Erfolge erzielen.

Wie die Hypnose wirkt, kann noch nicht genau erklärt werden, aber mit Okkultismus, den viele dahinter vermuten, hat sie bestimmt nichts zu tun.

Beruhigende Suggestionen

Durch beruhigende, entspannende Suggestionen wird ein Zustand zwischen Schlafen und Wachen (Trance) herbeigeführt, in dem das Unbewußte aufnahmefähiger für weitere Suggestionen wird, die später nach dem Erwachen in Erfüllung gehen sollen. Da diese Suggestionen des Therapeuten erst dann aufgenommen werden, wenn sie der Hypnotisierte zu eigenen Vorstellungen umgewandelt hat, kann man die Hypnose auch zur Selbsthilfe anwenden.

Entspricht dem autogenen Training

Im Prinzip entspricht die Selbsthypnose dem autogenen Training, das aus der Hypnose hervorging. Zunächst führt man durch Vorstellungen von Schwere und Atemübungen die tiefe, tranceartige Entspannung herbei, dann fügt man gezielte Suggestionen zur positiven Selbstbeeinflussung an, die bei jeder Übung 30mal wiederholt werden (dazu eignen sich auch die Formulierungsbeispiele beim autogenen Training).

Andere Technik

Der Unterschied zum autogenen Training besteht in der anderen Technik, die nicht so methodisch aufgebaut ist. Das spricht manche Menschen mehr an als der streng logische Aufbau des autogenen Trainings, kann aber das Erlernen erschweren und zu Fehlern beim Üben führen.

Ob man autogenes Training oder Selbsthypnose bevorzugt, hängt von den eigenen Vorlieben ab. Erlernt wird die Methode im Einzel- oder Gruppenkurs, wenn dazu keine Gelegenheit besteht auch nach einem Buch oder einer Tonkassette. Die besten Wirkungen erzielt man meist, wenn anfangs einige Hypnosesitzungen beim Therapeuten durchgeführt werden, der dabei gezielt auf die spätere Selbsthypnose vorbereitet.

Yoga und andere Entspannungsmethoden

Die altindische Entspannungs- und Meditationstechnik Yoga kommt dem Bedürfnis vieler Menschen nach dem Mystischen noch mehr als die Hypnose entgegen und fand deshalb auch im Westen viele Anhänger. Zum Teil wird West-Yoga gelehrt, eine Variante, bei der die für Europäer schwer verständlichen religiös-weltanschaulichen Grundlagen der Yogalehre weitgehend ausgeschaltet wurden.

West-Yoga

Konzentrations-, Meditations- und Körperübungen

Yoga besteht aus Konzentrations-, Meditations- und Körperübungen, die zur völligen Versenkung und Beherrschung des Körpers führen. Dadurch kommt es zur tiefen Entspannung. Zugleich führt Yoga zur

Entwicklung und Reifung der Persönlichkeit mit neuen Idealen, Wertvorstellungen und anderen seelischen Veränderungen, die hinführen zum Leben im Einklang mit sich selbst und allem Seienden. Das alles kann auch den hohen Blutdruck günstig beeinflussen und dem gesamten Leben einen neuen Sinn geben. Positive Selbstbeeinflussung ist bei Yoga nicht vorgesehen und wegen der Wirkungsweise im allgemeinen auch nicht erforderlich.

Hoher Blutdruck wird günstig beeinflußt

Im Vergleich zum autogenen Training oder der Selbsthypnose bietet Yoga keine Vorteile, die Entscheidung dafür richtet sich nach den persönlichen Vorlieben. Wer Yoga erlernen will, sollte sich dazu einem seriösen Fachmann anvertrauen oder einen Kurs an der Volkshochschule besuchen, notfalls genügt aber auch ein gutes Buch oder eine Tonkassette.

Keine Vorteile gegenüber autogenem Training

Es gibt heute noch verschiedene andere, im Einzelfall geeignete Entspannungsmethoden. Sie fanden bisher bei uns aber erst wenige Anhänger. Lediglich die *progressive Relaxation*, die im angloamerikanischen Raum ähnlich weit wie autogenes Training bei uns verbreitet ist, wird inzwischen häufiger angewendet. Die Methode eignet sich vor allem für Menschen, die sich allein durch Vorstellungen nur schwer entspannen können. Bei der progressiven Relaxation erleben sie die Entspannung unmittelbar. Dazu werden die zu entspannenden Muskelgruppen nämlich kurz angespannt und gelöst, bis man die Lockerung bewußt spürt. Ansonsten entspricht die Technik weitgehend dem autogenen Training und kann auch durch positive Selbstbeeinflussung ergänzt werden.

Progressive Relaxation

Unmittelbares Erleben der Entspanung

Progressive Relaxation und andere Entspannungsmethoden erlernt man im Einzel- oder Gruppenkurs unter fachmännischer Anleitung.

Körperpsychotherapie

Verkrampfungen der Muskulatur und Blutgefäße, die mit zum Bluthochdruck beitragen, stehen oft mit seelischen Störungen im Zusammenhang. Da im europäischen Kulturkreis der Körper mit seinen Bedürfnissen traditionell vernachlässigt und der geistige Bereich überbetont wird, steht dahinter oft die verbreitete Körperfeindlichkeit mit mangelndem Körperbewußtsein.

Diese Zusammenhänge erkannte man in den USA schon in den 50er Jahren und entwickelte die moderne Körperpsychotherapie, die inzwischen auch bei uns immer mehr an Bedeutung gewinnt. Ihr Ziel besteht darin, den Körper wieder in Einklang mit Geist und Seelenleben zu bringen, damit seine Bedürfnisse uneingeschränkt befriedigt werden. Das kann bei körperlichen Krankheiten, die mit seelischen Faktoren in Beziehung stehen, oft erstaunlich schnell und gut helfen.

Körper in Einklang mit Geist und Seele bringen

Vereinfacht ausgedrückt lernt man bei der Körperpsychotherapie zunächst, mehr Körperbewußtsein zu entwickeln und dabei zu der Einsicht zu gelangen „Ich bin mein Körper". Dabei helfen verschiedene körperliche Übungen, Atemtechniken und Massagen. Im Verlauf dieser Arbeit am Körper lösen sich die Verspannungen, und es kommt zu seelischen Reaktionen, die analysiert und verarbeitet werden müssen. Dann verlieren sie ihren krankmachenden Einfluß. Auch beim hohen Blutdruck werden auf diese Weise gute Ergebnisse erzielt.

Mehr Körperbewußtsein entwickeln

Der Oberbegriff „Körperpsychotherapie" umfaßt verschiedene Heilverfahren. Am bekanntesten wurde bei uns bisher die Bioenergetik des amerikanischen Therapeuten Alexander Lowen.

Bioenergetik

Nach Anleitung durch den Fachmann eignet sich die Körperpsychotherapie auch zur Selbsthilfe, die dazu notwendigen Übungen erlernt man im Einzel- oder Gruppenkurs. Immer mehr Therapeuten wenden heute auch die Körperpsychotherapie an, so daß es nicht mehr schwerfällt, einen Fachmann zu finden.

Andere Formen der Psychotherapie

Wenn sich der Bluthochdruck vorwiegend aus seelischen Ursachen erklärt, kommen im Einzelfall auch noch andere Psychotherapien in Frage.

Ziele

Unabhängig von der Methode besteht ihr Ziel im Grunde immer darin, dem Patienten die ins Unbewußte verdrängten Ursachen seiner seelischen Probleme und Konflikte wieder bewußt zu machen, damit er sie verarbeiten kann. Danach wird dann der Weg frei für das Einüben neuer Verhaltensweisen, die dem Hochdruck entgegenwirken. Das erfordert meist einige Zeit und erspart dem Patienten nicht die schmerzhaften Einsichten in persönliche Fehlentwicklungen, vor denen er sich vorher durch Verdrängung geschützt hat, ist aber unumgänglich notwendig, um die Wurzeln der Krankheit zu überwinden.

Fachmann muß entscheiden

Bewährte Methoden

Welche Methoden der Psychotherapie angezeigt sind, kann nur der Fachmann entscheiden. Es gibt heute eine große Zahl seelischer Heilverfahren. Gut bewährt haben sich zum Beispiel Hypnose, Gruppen- und Verhaltenstherapie, bei familiären Konflikten auch Partner- und Familientherapie, nicht zu vergessen die klassische Psychoanalyse nach Sigmund Freud (sie büßt in letzter Zeit aber an Bedeutung ein) oder die Individualpsychologie nach Adler.

Wahrscheinlich kommt es überhaupt nicht so sehr darauf an, welche Therapie eingesetzt wird, wenn der Hochdruckpatient nur die Möglichkeit erhält, unter fachmännischer Anleitung an der Entwicklung seiner Persönlichkeit zu arbeiten.

Die Scheu vor einer Psychotherapie, die auf falschen Vorstellungen und Vorurteilen beruht, ist bei uns noch weit verbreitet. Davon darf man sich nicht leiten lassen; denn es sollte genauso selbstverständlich sein, bei seelischen Krankheiten einen Psychotherapeuten aufzusuchen, wie man bei körperlichen Krankheiten zum Arzt geht.

Register

A
Abgespanntheit 36
Ackerschachtelhalm 94
Aderlaß 103
Adrenalin 110
Aerobic 77
Aggressivität 36
Akupressur 109
Akupunktur 108 f.
Alkohol 68
Angina pectoris 54
Angiotensin 15, 27
Aorteninsuffizienz 28
Aortenisthmusstenose 28
Apfel-Reis-Tage 69 f.
Armbad 96
Armguß 97
Arnica 101
Arterienverkalkung 25 f., 51, 61
Arteriosklerose 25, 51
Arzneimittel, chemische 110 ff.
Atemnot 36
Atemübungen 78
Aurum metallicum 101
Autofahrten 86
autogenes Training 89, 114 ff.

B
Baldrian 66, 88
Barium carbonicum 101
Bärlauch 93
Bauchübungen 76
Baunscheidtismus 105
Baunscheidtöl 105
Betablocker 110 f.
Betarezeptoren 111
Bewegung, ausreichend 74 ff.
Bier 68
Bioenergetik 119
Biorhythmus 16 f.
Blutdruck 11 ff.
Blutdruck, Regulation 14 f.
Blutdruck, Tagesrhythmus 16 f.
Blutdruckamplitude 12, 44
Blutdruckmessung 37 ff.
Blutgefäße 13 f.
Blutgefäße, Schädigung 50 f.
Bluthochdruck, Folgekrankheiten 49 ff.
Bluthochdruck, Formen 45 ff.
Bluthochdruck, Symptome 35 f.
Bluthochdruck, Therapie 90 ff.
Bluthochdruck, Ursachen 19 ff.
Bluthochdruck, Vorbeugung 57 ff.
Bluthochdruck, Warnzeichen 35
Butter 64

C
Cactus grandiflorus 102
chemische Arzneimittel 110 ff.

D
Dauerlauf 80
Diastole 12
diastolischer Druck 43
Diätkuren 69 ff.
Diätmargarine 64
Diuretika 112
Drosselungshochdruck 46
Durchblutungsstörungen 52

E
Eier 62
Eigenbluttherapie 106
Eiweiß 61 f.
Elektroakupunktur 109
entwässernde Medikamente 112
Entzündungsherde, chronische 31
Erbanlagen, ungünstige 33
Erholung 85
Ernährung 58 ff.
Erstverschlimmerung 102

F
Fertigtees 67
Fett 63 f.
Fisch 62
Fischöl 64
Fleisch 62
Fußübungen 76

G
Gehen, flottes 80
Gehirn 15
Gelenkübungen 76
Gemüsesäfte 68
Gereiztheit 36
Getränke 66 ff.
Goldblatt-Mechanismus 46
Goldrute 95
Gymnastik 75 ff.

H
Hahnemann, S. 99
hämatogene Oxidationstherapie 106
Heilpflanzen 91 ff.
Herz 11 ff., 54, 69
Herzbeschwerden, unklare 36
Herzinfarkt 54 f.
Herzklopfen 36
Herzkrankheiten 27
Herzschwäche 27
Hirnerkrankungen 30
Homöopathie 99
Hopfen 66, 88
Hormonstörungen 28 f.
Hülsenfrüchte 61
Hypertonie, essentielle 33, 45 f.
Hypertonie, primäre 33, 45 f.
Hypertonie, pulmonale 47 f.
Hypertonie, renale 46 f.
Hypertonie, sekundäre 25

I, J
Infektionskrankheiten 31
Jogging 80

K
Kadmium 32
Kaffee 67
Kalium 65
Kalorien 63
Kalziumantagonisten 113
Kartoffeltage 72
Kneipp, S. 95
Knoblauch 92
Kochsalz 19 ff., 58 ff.
Kohlenhydrate 65 f.
Kohlenhydrate, denaturierte 66
Komplexhomöopathie 101
Komplexmittel 101
Kopfdruck 36
Kopfschmerzen 36
Körperkreislauf 47
Körperpsychotherapie 118 f.
Kräutertee 66, 91
Kreislaufsystem 47
Kürbistage 72

L
L-Tryptophan 88
Lendenwickel 98
Lungenkreislauf 48

M
Magnesium 65, 113
Medikamente, homöopathische 99 ff.
Melisse 66
Milchprodukte 61, 62
Mineralwasser 67
Mistel 92
Müdigkeit, allgemeine 36

N
Nephrosklerose 53
Nervensystem, vegetatives 15
Nervosität 36
Netzhautschädigung 52
9-Tage-Kräutersaft- Kur 72
Neuraltherapie 31
Nierenschäden 26 f., 53 f.
Nikotin 21 f., 32, 88 ff.
Nikotinentwöhnung 89 f.

O
Obst 65
Obstkur 71
Obstsäfte 68
Olivenbaum 94
Olivenöl 94
Omega-3-Fettsäuren 64
Ozon 106

P
Pfortader 48 f.
Pfortaderhochdruck 48 f.
Plumbum metallicum 102
primäre Hypertonie 33
progressive Relaxation 118
Psychotherapie 113 ff.
pulmonale Hypertonie 47 f.
Puls 11

R
Radfahren 81
Rauchen 89
Rautenhirn 15
Rauwolfia 91
Rauwolfia serpentina 102
Reduktionsdiät bei Übergewicht 72 ff.
Reflexzonenmassage 106 f.
Reflexzonenroller 108
Reizkörpertherapie 104 f.
renale Hypertonie 46 f.
Risikofaktoren 19
Riva-Rocci, S. 37
Rohkost 65, 73
Rosmarintee 67
Rückenübungen 76

S
Saftkuren 71
Salate 65
Schlaf 87 f.

Schlafstörungen 36
Schlaganfall 30, 55 f.
Schlankheitskur 73
Schock 16
Schröpfen 104
Schrumpfniere 53
Schultz, J. H. 114
Schwimmen 81
Schwindelanfälle 36
sekundäre Hypertonie 25
Selbsthypnose 116 f.
Selbstkontrolle 39 ff.
Spargeltage 72
Sport 79 ff.
Streß 22 f., 82 ff.
Suggestionen, beruhigende 116
Systole 11
systolischer Druck 42

T
Tee 67

U
Übergewicht 63, 72
Urlaub 86 f.

V
vegetatives Nervensystem 15
Verhaltensfehler 19 ff.
Verkalkung der Gehirnarterien 30
Viscum album 102
Vollwertkost 61, 63

W
Wasseranwendungen 95 ff.
Wechselfußbad 98
Wein 68
Weißdorn 94 f.
Widerstandshochdruck 46

Y
Yoga 117 f.

Z
Zerebralsklerose 30
Zwiebel 93

Gesamtprogramm

Herzinfarkt – *Wende zum gesünderen Leben,*
von Gerhard Leibold
2. Aufl., 111 Seiten, 4 Zeichn., kart.,
ISBN 3-926955-01-5
DM 19,80 ÖS 145,– SFr 19,–

Heilpflanzen – *Die wichtigsten Arten und ihre Anwendung,*
von Apotheker Mannfried Pahlow
4. Aufl., 117 Seiten, 40 Zeichn., kart.,
ISBN 3-926955-03-1
DM 18,80 ÖS 137,– SFr 18,–

Arzneigewürze – *Schmackhafte Hilfen für Ihre Gesundheit,*
von Dr. Uli Mautner und Bernd Küllenberg
3. Aufl., 128 Seiten, 50 Zeichn., kart.,
ISBN 3-926955-14-7
DM 19,80 ÖS 145,– SFr 19,–

Klassische Homöopathie – *Heilen nach einem bewährten Naturgesetz,*
von Josef Rau
4. Aufl., 102 Seiten, 1 Foto, kart.,
ISBN 3-926955-19-8
DM 18,80 ÖS 137,– SFr 18,–

Niedriger Blutdruck – *Hilfe durch bewährte Naturheilverfahren,*
von Gerhard Leibold
4. Aufl., 110 Seiten, 5 Zeichn., kart.,
ISBN 3-926955-21-X
DM 18,80 ÖS 137,– SFr 18,–

Innere Harmonie als heilende Lebenskraft – *Mit Übungen zum besseren Sehen,*
von Christopher Markert
168 Seiten, 20 Abb., 5 Übungskarten, kart.,
ISBN 3-926955-22-8
DM 19,80 ÖS 145,– SFr 19,–

Tai Chi für Anfänger – *Illustrierte Einführung in die chinesische Bewegungsmeditation,*
von Thomas Methfessel
6. Aufl., 144 Seiten, 170 Fotos, 10 Zeichn., kart., ISBN 3-926955-23-6
DM 24,80 ÖS 181,– SFr 23,–

Knochenentkalkung muß kein Schicksal sein – *Ursachen, Vorbeugung und Behandlung der Osteoporose,*
von Gerhard Leibold
5. Aufl., 105 Seiten, 14 Zeichn., kart.,
ISBN 3-926955-26-0
DM 18,80 ÖS 137,– SFr 18,–

Altchinesische Heilungswege – *Das Handbuch der fernöstlichen Naturheilkunde,*
von Kai Uwe Frank
5. Aufl., 222 Seiten, 66 Abb., kart.,
ISBN 3-926955-29-5
DM 24,80 ÖS 181,– SFr 23,–

Mehr leisten ohne Tabletten – *Das 10-Wochen-Fitneßprogramm,*
von Gerhard Leibold
160 Seiten, 10 Zeichn., kart.,
ISBN 3-926955-31-7
DM 18,80 ÖS 137,– SFr 18,–

Spurenelemente – *So helfen sie Ihrer Gesundheit,*
von Dr. med. Andrew Stanway
78 Seiten, kart.,
ISBN 3-926955-33-3
DM 16,80 ÖS 123,– SFr 16,–

Mit 40 schon an 60 denken – *Fit und gesund bis ins hohe Alter,*
von Gerhard Leibold
149 Seiten, kart.,
ISBN 3-926955-36-8
DM 19,80 ÖS 145,– SFr 19,–

Das heilende Fasten – *So stärken Sie Ihr Wohlbefinden,*
von Dr. med. Otto Buchinger und Dr. med. Andreas Buchinger
11. Aufl., 130 Seiten, kart.,
ISBN 3-926955-37-6
DM 19,80 ÖS 145,– SFr 19,–

Rückenschmerzen lindern – *Vorbeugen und behandeln mit Naturheilkunde,*
von Paul Mohr
4. Aufl., 161 Seiten, 43 Abb., kart.,
ISBN 3-926955-39-2
DM 19,80 ÖS 145,– SFr 19,–

Leben mit Asthma, Bronchitis, Emphysem,
von Professor Dr. med. Linus Geisler
4. Aufl., 174 Seiten, 37 Abb., kart.,
ISBN 3-926955-40-6
DM 24,80 ÖS 181,– SFr 23,–

Gesunde Darmflora – *Selbsthilfe bei Dysbiose und anderen Darmerkrankungen,*
von Gerhard Leibold
4. Aufl., 124 Seiten, Zeichn., kart.,
ISBN 3-926955-41-4
DM 19,80 ÖS 145,– SFr 19,–

Schöne Heilbäder in Deutschland – *Therapien, Unterkunft, Freizeit, Sport, Kultur,*
von Dr. Gerhard Eckert
4., überarb. Aufl., 180 Seiten, 60 Fotos, kart.,
ISBN 3-926955-42-2
DM 24,80 ÖS 181,– SFr 23,–

Dr. Werner Jopp Verlag Wiesbaden

Gesund wohnen – gesund schlafen – *Elektrosmog und Wohngifte vermeiden,*
von Gottfried Joachim Wohlfeil
5. Aufl., 137 Seiten, 80 Abbildungen, kart.,
ISBN 3-926955-43-0
DM 19,80 ÖS 145,– Sfr 19,–

Mähnerkrankheiten – *Vorbeugung und Therapie der Prostataleiden,*
von Gerhard Leibold
3. Aufl., 114 Seiten, Zeichnungen, kart.,
ISBN 3-926955-46-5
DM 19,80 ÖS 145,– SFr 19,–

Sanfte Hilfen für die Seele – *Homöopathische Therapien bei Angst, Depression und anderen psychischen Störungen,*
von Gerhard Leibold
4. Aufl., 141 Seiten, kart.,
ISBN 3-926955-48-1
DM 19,80 ÖS 145,– SFr 19,–

Milchfrei leben – glutenfrei leben – *Ratgeber für Laktoseintoleranz und Zöliakie – Mit über 100 Rezepten,*
von Nora Kircher
Empfohlen von der Dt. Zöliakie-Gesellschaft,
8. Aufl., 91 Seiten, kart., zweifarbig
ISBN 3-926955-49-X
DM 19,80 ÖS 145,– SFr 19,–

Neurodermitis – *Ganzheitstherapie für Körper und Seele,*
von Gerhard Leibold
empfohlen vom Deutschen Neurodermitiker Bund e. V.
2. Aufl., 132 Seiten, kart.,
ISBN 3-926955-50-3
DM 19,80 ÖS 145,– SFr 19,–

Tarot – *Ihr innerer Spiegel – Lebenshilfe aus dem Unbewußten,*
von Dr. Klaus D. Biedermann
3. Aufl., 173 Seiten, 96 Abb., kart.,
ISBN 3-926955-51-1
DM 24,80 ÖS 181,– SFr 23,–

Die Kunst des Seins – *Eine praktische Lebenshilfe,*
von Dr. Klaus D. Biedermann
3. Aufl., 98 Seiten, kart.,
ISBN 3-926955-52-X
DM 24,80 ÖS 181,– SFr 23,–

Nie wieder erkältet – *So helfen Heilpflanzen und bewährte Familienrezepte,*
von Oliver Clark
2. Aufl., 82 Seiten, kart.,
ISBN 3-926955-53-8
DM 18,80 ÖS 137,– SFr 18,–

Arterien- und Venenleiden erfolgreich behandeln – *Arteriosklerose, Krampfadern, Thrombose,*
von Michael Anderson
2. Aufl., 165 Seiten, 50 Zeichnungen, kart.,
ISBN 3-926955-54-6
DM 19,80 ÖS 145,– SFr 19,–

Gesund durch Entsäuerung – *Das Säure-Basen-Gleichgewicht wiederherstellen und erhalten,*
von Harald Hosch
15. Aufl., 140 Seiten, Zeichnungen, kart.,
zweifarbig, ISBN 3-926955-55-4
DM 19,80 ÖS 145,– SFr 19,–

Schmerzen lindern – *Ursachen durch Ganzheitstherapie heilen,*
von Gerhard Leibold
138 Seiten, kart.,
ISBN 3-926955-58-9
DM 19,80 ÖS 145,– SFr 19,–

Cholesterinarm leben – *Praktischer Ernährungsratgeber bei zu hohen Blutfettwerten – Mit über 100 Rezepten,*
von Nora Kircher
3. Aufl., 105 Seiten, Zeichnungen, kart.,
ISBN 3-926955-59-7
DM 18,80 ÖS 137,– SFr 18,–

Kinderkrankheiten – *Homöopathische Hilfen und Hausmittel,*
von Anne Millich
5. Aufl., 137 Seiten, Zeichn., kart., zweifarbig
ISBN 3-926955-68-6
DM 19,80 ÖS 145,– SFr 19,–

Tinnitus lindern durch Laserlicht – *Die neue Kombinationstherapie bei Ohrgeräuschen, Hörsturz und Gleichgewichtsstörungen,*
von Dr. med. Lutz Wilden und Michaela Fritsch
3., verb. Aufl., 120 Seiten, Abbildungen, kart.,
ISBN 3-926955-70-8
DM 19,80 ÖS 145,– SFr 19,–

Vorsicht Lebensmittel! – *Praktische Hilfen für Ihr Kaufverhalten – Übersicht: Gesund und umweltfreundlich einkaufen,*
von Gerhard Leibold
154 Seiten, kart.,
ISBN 3-926955-71-6
DM 19,80 ÖS 145,– SFr 19,–

Kinderseelen wollen lachen – *Geschichten zur Meisterung des Lebens,*
von Anne Millich
97 Seiten, Zeichnungen, kart.,
ISBN 3-926955-72-4
DM 18,80 ÖS 137,– SFr 18,–

Dr. Werner Jopp Verlag Wiesbaden

Purinarm leben – *Praktischer Ernährungsratgeber bei Gicht – Mit über 100 Rezepten,*
von Nora Kircher
3. Aufl., 115 Seiten, Zeichnungen, kart.,
ISBN 3-926955-73-2
DM 18,80 ÖS 137,– SFr 18,–

Bioresonanztherapie – *Mit körper- und substanzeigenen Schwingungen heilen,*
von Reinhold D. Will
10. Aufl., 146 Seiten, 5 Zeich., kart., zweifarb.
ISBN 3-926955-74-0
DM 19,80 ÖS 145,– SFr 19,–

Hunde naturheilkundlich behandeln – *Krankheitsvorsorge und Erste-Hilfe-Maßnahmen,*
von Sonja Jäger
172 Seiten, 5 Zeichn., kart.,
ISBN 3-926955-75-9
DM 24,80 ÖS 181,– SFr 23,–

Leber- und Gallenleiden – *Ursachen, Symptome, erfolgreiche Naturheilverfahren,*
von Gerhard Leibold
129 Seiten, Zeichn., kart.,
ISBN 3- 926955-76-7
DM 19,80 ÖS 145,– SFr 19,–

Nahrungsmittelallergien – *Ursachen, naturheilkundliche Behandlung, Ernährungsumstellung – Mit 80 Rezepten,*
von Manfred A. Ullrich
179.Seiten, kart.,
ISBN 3-926955-77-5
DM 19,80 ÖS 145,– SFr 19,–

Heilen mit Wasser – *Güsse, Bäder, Wickel, Packungen, Wärme und Kälte,*
von Michael Anderson
mit einem Nachwort von Prof. Dr. med. Klaus Miehlke
3., erweiterte Aufl., 174 Seiten, 64 Abb., kart.
ISBN 3-926955-78-3
DM 19,80 ÖS 145,– SFr 19,–

Gesund durch Teebaumöl – *Geschichte, Herstellung, praktische Anwendung, Erfahrungsberichte,*
von Alfred Binder
3. Aufl., 103 Seiten, Abb., kart., zweifarbig,
ISBN 3-926955-79-1
DM 19,80 ÖS 145,– SFr 19,–

Softlasertherapie – *Schmerzen sanft und schnell lindern,*
von Karl-Heinz Hanusch
125 Seiten, 32 Zeichnungen, kart.,
ISBN 3-926955-80-5
DM 19,80 ÖS 145,– SFr 19,–

Lexikon der Naturmedizin – *Naturheilverfahren, Krankheiten, Selbsthilfe,*
von Gerhard Leibold
194 Seiten, Zeichnungen, kart.,
ISBN 3-926955-81-3
DM 24,80 ÖS 181,– SFr 23,–

Pilzerkrankungen – *Ursachen, Symptome, erfolgreiche Naturheilverfahren,*
von Paul Mohr
2. Auflage, 105 Seiten, kart.,
ISBN 3-926955-82-1
DM 19,80 ÖS 145,– SFr 19,–

Bioenergietherapie – *Ein ganzheitliches Diagnose- und Behandlungskonzept,*
von Martin Keymer, Dr. med. dent. Norbert O. Schmedtmann, Reinhold D. Will
6. Auflage, 167 Seiten, 11 Zeichnungen, kart.,
ISBN 3-926955-83-X
DM 19,80 OS 145,– SFr 19,–

Vitamine – *Was, wieviel, wofür?*
von Kerstin Michalek und Martin Schambeck
104 Seiten, Tabellen, kart.,
ISBN 3-926955-84-8
DM 18,80 ÖS 137,– SFr 18,–

Farbtherapien – *Die Selbstheilungskräfte aktivieren – natürlich und ohne Nebenwirkungen*
von Paul Mohr
156 Seiten, Abb., kart.,
ISBN 3-926955-85-6
DM 24,80 ÖS 181,– SFr. 23,–

Kopfschmerzen und Migräne – *natürlich lindern, ganzheitlich heilen,*
von Gerhard Leibold
133 Seiten, 4 Zeichn., kart., zweifarbig,
ISBN 3-926955-86-4
DM 19,80 ÖS 145,– Sfr. 19,–

Colon-Hydro-Therapie – *Chronische Krankheiten durch Darmsanierung heilen,*
von Manfred A. Ullrich
6., erweiterte Aufl., 128 Seiten, Zeichn., kart.,
ISBN 3-926955-88-0
DM 19,80 ÖS 145,– SFr 19,–

Antioxidanzien gegen freie Radikale – *Gesünder leben mit den Vitaminen C, E un d Betakarotin,*
von Stefan R. Voges
2. Aufl., 165 Seiten, Zeichn., kart., zweifarbig,
ISBN 3-926955-89-9
DM 24,80 ÖS 181,– SFr. 23,–

Altindische Heilungswege – *Praktische Anwendung des Ayurveda,*
von Matthias Schramm

Dr. Werner Jopp Verlag Wiesbaden

175 Seiten, Abb., kart., zweifarbig,
ISBN 3-926955-90-2
DM 24,80 ÖS 181,– SFr. 23,–

Milchallergie und Laktoseintoleranz – *Praktischer Ernährungs-Ratgeber mit Einkaufshifen und über 140 Rezepten,*
von Nora Kircher
4. Aufl., 158 Seiten, 22 Zeichn., kart., zweifarb.
ISBN 3-926955-93-7
DM 24,80 ÖS 181,– SFr 23,–

Enzymtherapie – *Vorbeugen und heilen mit lebenswichtigen Biokatalysatoren,*
von Gerhard Leibold
131 Seiten, Zeichn., kart., zweifarbig
ISBN 3-926955-94-5
DM 19,80 ÖS 145,– SFr 19,–

Arthritis und Arthrose – *Ursachen, Symptome, ganzheitliche Behandlung,*
von Gerhard Leibold
2. Aufl., 164 Seiten, Abb., kart., zweifarbig
ISBN 3-926955-96-1
DM 19,80 ÖS 145,– SFr. 19,–

Gesund durch Manukaöl – *Geschichte, Herstellung, praktische Anwendung und Erfahrungsberichte,*
von Alfred Binder und Adelheid Birmelin
103 Seiten, Zeichn., kart., zweifarbig
ISBN 3-926955-97-X
DM 19,80 ÖS 145,– Sfr 19,–

Katzen naturheilkundlich behandeln – *Krankheitsvorsorge und Erste-Hilfe-Maßnahmen,*
von Sonja Jäger
161 Seiten, Zeichn., kart.,
ISBN 3-926955-99-6
DM 24,80 ÖS 181,– SFr. 23,–

Magnetfeldtherapie – *Schmerzen lindern – natürlich und ohne Nebenwirkungen,*
von Karl-Heinz Hanusch
10., verbesserte Aufl., 125 Seiten, 7 Fotos, kart., ISBN 3-89698-102-1
DM 24,80 ÖS 181,– SFr 23,–

Leben ohne Gluten – *Ratgeber für Zöliakie, Sprue und Getreideallergie – Mit über 150 Rezepten,*
von Nora Kircher
2. Aufl., 178 Seiten, Zeichn., kart., zweifarbig
ISBN 3-89698-103-X
DM 24,80 ÖS 181,– SFr 23,–

Sauerstofftherapien – *Die gesunde Art, Energie zu tanken,*
von Paul Mohr
4., verb. Aufl., 143 Seiten, 23 Abb., kart.,
ISBN 3-89698-105-6
DM 24,80 ÖS 181,– SFr 23,–

Risiko Bluthochdruck – *Ursachen, Vorbeugung, erfolgreiche Naturheilverfahren,*
von Gerhard Leibold
6. Aufl., 123 Seiten, Abb., kart.,
ISBN 3-89698-106-4
DM 19,80 ÖS 145,– SFr 19,–

Schuppenflechte – *Ursachen, Symptome, ganzheitliche Behandlung*
von Gerhard Leibold
153 Seiten, Abb., zweifarbig, kart.,
ISBN 3-89698-108-0
DM 24,80 ÖS 181,– SFr 23,–

Heilen, pflegen, kochen mit Speiseölen – *Geheimnisse der Öle mit über 200 Anwendungen und Rezepten*
von Nora Kircher
114 Seiten, zweifarbig, kart.,
ISBN 3-89698-109-9
DM 19,80 ÖS 145,– SFr 19,–

Heuschnupfen – *Ursachen, Symptome, ganzheitliche Behandlung*
von Gerhard Leibold
176 Seiten, Zeichn., kart., zweifarbig
ISBN 3-89698-111-0
DM 24,80 ÖS 181,– SFr 23,–

Gesund durch analytische Kinesiologie – *Der Muskeltest als Brücke zu ganzheitlicher Heilung*
von Dr. med. Christa Keding-Pütz
180 Seiten, Zeichnungen, kart.,
ISBN 3-89698-112-9
DM 24,80 ÖS 181,– SFr 23,–

Gesund durch psychologische Kinesiologie *– Die Kraft der Psyche als Tür zur Heilung*
von Dr. med. Christa Keding-Pütz
148 Seiten, Zeichn., kart.,
ISBN 3-89698-115-3
DM 24,80 ÖS 181,– SFr 23,–

Neue Schmerztherapien – *bei Rheuma, Gelenk- und Rückenschmerzen*
von Manfred A. Ullrich
211 Seiten, Abb., kart.,
ISBN 3-89698-116-1
DM 29,80 ÖS 218,– SFr 27,50

Dr. Werner Jopp Verlag Wiesbaden